*„First you take a drink,
then the drink takes a drink,
then the drink takes you."*

F. Scott Fitzgerald

„Drinking steals happiness from tomorrow."

Unknown

*„Ein Leben ohne Alkohol ist keine Qual,
es bedeutet Freiheit."*

Nathalie Stüben

Endlich Nüchtern.

Leck mich am Arsch, Alkohol.

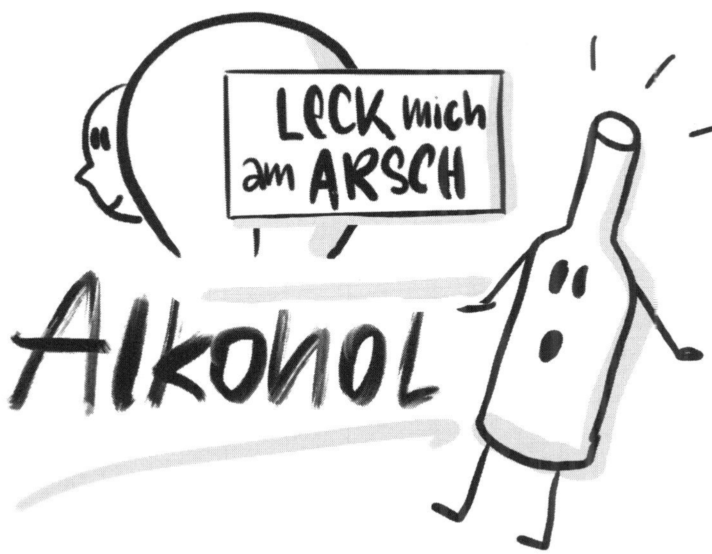

Marco Gerten

Input/Korrekturen: Silke Bittlinger
Illustrationen: Diana Meier-Soriat, www.sketchnotes-by-diana.com
Lektorat: Moritz Siegel, www.siegel-lektorat.de
Gestaltung und Satz: Marie Schwarz, www.nicetree.design

ISBN: 9798672432021
Independently published

Inhalt

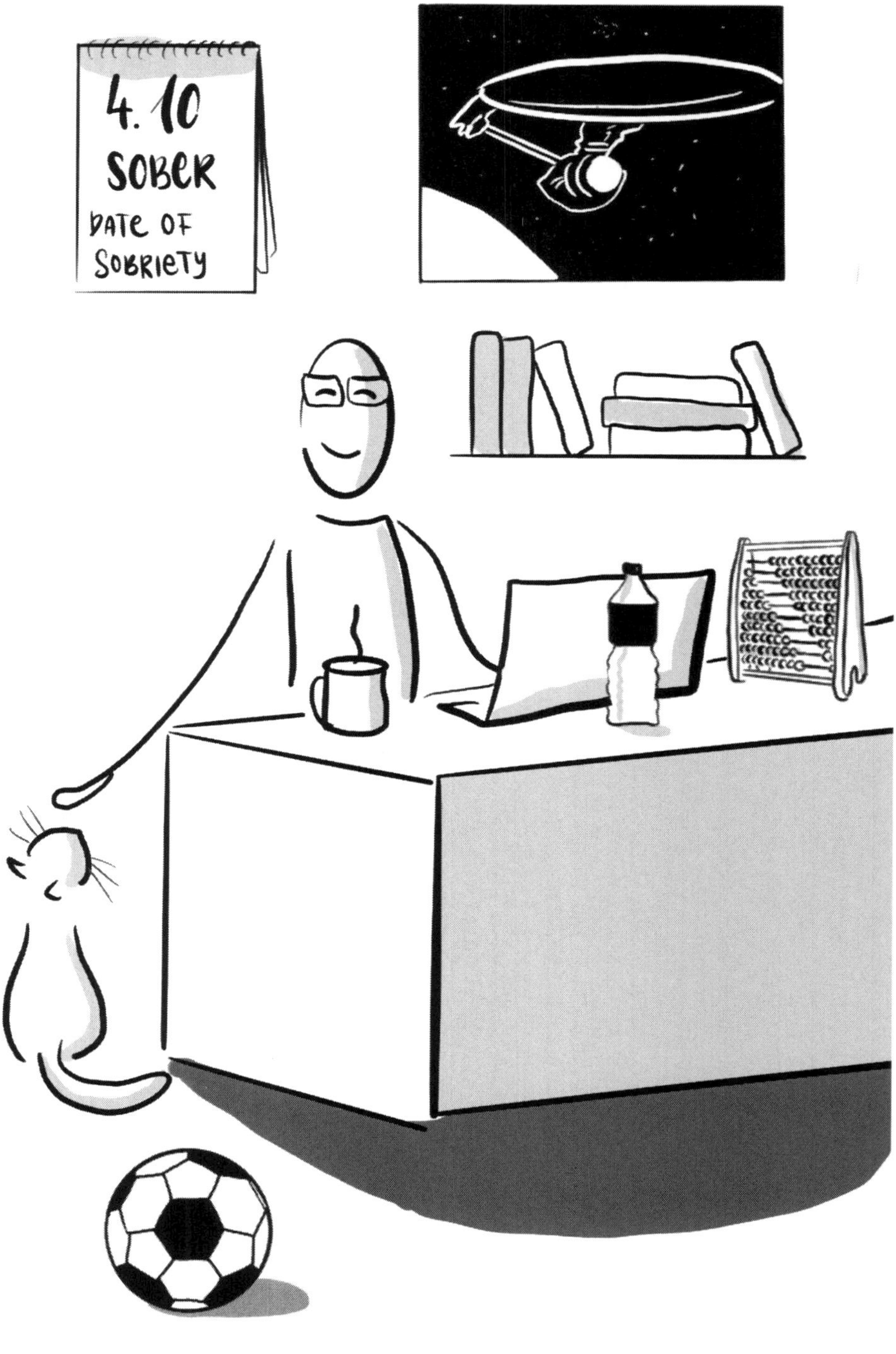
4. 10
SOBER
DATE OF
SOBRIETY

Kurz zu mir

Mein Name ist Marco Gerten und ich bin:

- aus Bitburg in der Eifel, das auf der Weltkarte direkt neben Paris liegt
- gelernter Bankkaufmann – habe im Beruf viele Zahlen im Blick
- leidenschaftlicher Leser spannender Bücher
- Fußballfan – ich „schwöre Stein und Bein" auf meine Borussia
- Kinoliebhaber – ich mag Science-Fiction und Star Trek
- Adoptivpapa von Jack, meiner stets hungrigen und liebenswerten Katze
- last, but not least: **sober as fuck!**

Ich habe zuvor fast 30 Jahre lang Alkohol getrunken. Das tat ich an viel zu vielen Tagen und Gelegenheiten. Ich hatte ein Alkoholproblem, ohne dies selber zu erkennen.
Das ist vorbei: Mein Weg in die Abstinenz startete am 4. Oktober 2019, als ich zum ersten Mal diesen Satz von Nathalie Stüben hörte:

„Ein Leben ohne Alkohol ist keine Qual, es bedeutet Freiheit."

Ein Jahr später sage ich jetzt mit Freude und Überzeugung:

Ich liebe es, nüchtern zu sein!

Liebe Leserin, lieber Leser!

Hast du schon mal daran gedacht, weniger Alkohol zu trinken?

Hast du dich schon mal geärgert, wenn andere die Anzahl deiner Drinks mitzählen oder dich auf dein Trinkverhalten ansprechen?

Hast du dich schon einmal wegen der Trinkerei geschämt oder schuldig gefühlt?

Oder hast du schon einmal den Tag direkt mit einem Konterbier oder Glas Wein gestartet?

Falls du jetzt eine oder mehrere Fragen dieses Cage-Tests* mit *Ja* beantwortet hast, ist es vielleicht an der Zeit, über deinen Alkoholkonsum nachzudenken.

In diesem Buch erfährst du:

1 I wie du ohne Alkohol gesund, fit und erfolgreich werden kannst

2 I Fakten und Details über die Wirkungsweise des Alkohols

3 I wie Alkohol unsere Beziehungen beeinflusst

4 I einiges über die vermeintlich „wilden und lustigen Seiten" meines Trinkerlebens

Für mich war es eine der besten Entscheidungen in meinem Leben, *endlich nüchtern* zu werden. Falls auch du bereits abstinent lebst, sage ich Glückwunsch!

Du wirst dich in manchen Situationen und Erfahrungen im Buch sicherlich wiedererkennen. Ich wünsche dir viel Vergnügen beim Lesen und verbleibe mit einem herzlichen *Leck mich am Arsch, Alkohol!*

Viele liebe Grüße
Marco

* Cage-Test: Cut-down, Annoyed, Guilty, Eye-opener; ein Test und Instrument zur ersten Einschätzung des Alkoholkonsumverhaltens

1 Das Trinken

Der Alkohol kam schleichend und auf leisen Sohlen in mein Leben – aber irgendwann war das Trinken unmerklich zu einem festen Bestandteil davon geworden. Im ersten Teil meines Buches widme ich mich der Frage, wie es überhaupt so weit kommen konnte.

1.1 Trink doch einfach weniger!

Ist kontrolliertes Trinken von Alkohol möglich? – Für mich war das eine Frage, die mich jahrelang beschäftigt hat. Als ich mein zunehmendes Trinkproblem bemerkte, war „einfach weniger Alkohol trinken" mein Notausstieg für Helden. Deswegen möchte ich das Kapitel mit der Überlegung beginnen, ob und wie kontrolliertes und genussvolles Trinken von Alkohol möglich ist.

1.1.1 Alles unter Kontrolle?

Wie ist das denn bei dir? Nimmst du einen Löffel Eis oder Schokopudding und sagst „Hmmmm lecker, den Rest esse ich morgen!"? – Echt? Gehst du nach 30 Minuten aus dem Kino und sagst „Der Film ist echt gut, das Ende lasse ich mir lieber erzählen"? Schaust du beim Fußball nur die erste Halbzeit? Hörst du beim Sex – egal, ob alleine oder zu zweit – einfach auf, wenn es am Schönsten ist, und sagst „Morgen geht es genau an dieser Stelle weiter"? –Nein? Natürlich: Das tust du nicht!

Aber beim Alkohol möchtest du nach einem Glas Wein oder einem kleinen Bier aufhören zu trinken? Wenn du zu viel Alkohol trinkst, dann gibt es nur eine einfache und offensichtliche Lösung: Trink einfach weniger Alkohol! Nun, ich trank schon immer zu viel Alkohol. Und so war auch glasklar, was ich tun sollte. Die Zauberformel zur Lösung meines kleinen Problems lautete: *kontrolliertes Trinken!*

Ein Bier schadet doch nicht? *Ein* gepflegtes Glas Wein? Oder *ein* Glas Sekt zum Anstoßen? Ich habe nachweislich auch mal 30 Tage am Stück gar keinen Alkohol getrunken und damit gezeigt, dass ich auf Alkohol verzichten kann. Und so viel erwarte ich doch gar nicht: Ich möchte doch nur ein erfülltes Leben. Oder zumindest ein Leben, mit dem ich klarkomme: ein Leben, in dem ich etwas Alkohol trinken kann – zumindest ab und zu. Das ist doch menschlich, oder?

Ich bin dann am nächsten Tag morgens vielleicht etwas müde, aber nicht kaputt. Und natürlich passieren bei einer kleinen Trinkmenge dann auch nicht die Peinlichkeiten und der ganze andere Schrott – diese ganzen negativen Begleiterscheinungen, wenn ich wieder mal zu viel getrunken habe: kotzen, wildpinkeln, peinliche Nachrichten verschicken, verlorener Geldbeutel, betrunken Auto fahren usw. Kontrolliertes Trinken muss doch möglich sein!

Ich habe zu meiner Zeit wirklich alles probiert, um kontrolliert zu trinken. Das sah dann so aus: nur abends, nur beim Essen, nur in Gesellschaft, nur am Wochenende, nur in der Woche, nur jeden zweiten Tag, nur zwei Bier, nur zwei Gläser Wein – nur, nur, nur ... Und ja, es hat sogar teilweise funktioniert – manchmal für Wochen, oft nur für ein paar Tage, aber meistens halt wirklich nur bis zum nächsten Tag.

Kontrolliertes Trinken funktioniert nach meiner Erfahrung immer nur kurz- und mittelfristig. Das sagt übrigens auch die Wissenschaft. Aber danach wurde mein Trinkverhalten meistens schlimmer als vorher – viel schlimmer! Und auch das deckt sich mit dem, was ich überall höre und sehe. Und hey – ich habe gesucht! Ich wollte unbedingt jemanden finden, der mir zeigen kann, wie das mit dem kontrollierten Trinken endlich klappt. Und auf den ich zeigen kann: Der! Der macht das auch so! Oder die da! Dieser Mann oder diese Frau kann kontrolliert trinken.

Und kommt mir jetzt nicht mit so was wie „ICH kenne aber jemanden". Ja, es gibt Leute, die wirklich nur einmal im Jahr oder ab und zu mal was trinken, z.B. ein Radler. Crazy shit! Ein Radler? Are you serious? – Diese Menschen trinken aber auch sonst im Jahr gar nichts. Und genau das will ich ja nicht: Ich will ja regelmäßig(!) kontrolliert trinken. Am besten täglich! Merkst du den Unterschied? Erkennst du den Widerspruch?

Und in dem Moment, in dem diese Menschen dann ihr Radler trinken, könnte es für sie genauso gut eine Apfelschorle sein. Ich will aber nicht nur ein Radler! Ich will, dass es prickelt und knallt im Kopf – zumindest ein bisschen. Ich will den Rausch – und das am liebsten ohne Konsequenzen und Folgen. Finde den Fehler!

Ich vertrug mit der Zeit immer mehr Bier und anderen Alkohol. Dann reichte mir ein Glas Wein oder ein Bier nicht mehr, um den gleichen Rausch zu erzielen. Ich brauchte immer mehr und sagte mir: „Für ein Bier fange ich gar nicht erst zu trinken an, das lohnt sich nicht."

Mein Standardwitz: Wie beleidige ich Bier viermal in einem Satz? – „Ich möchte gern ein kleines alkoholfreies Radler."

Dass ich irgendwann immer mehr Alkohol trank, hatte auch nichts mit fehlender Willensstärke oder einem schwachen Charakter zu tun. Alkohol ist eine legale Droge und ein Suchtmittel. Und es ist kein abwegiger Gedanke, dass ich von einem Suchtmittel süchtig werde, wenn ich es regelmäßig zu mir nehme. Dass ich mit zunehmendem Konsum immer mehr Alkohol vertrug, nennt sich Toleranzsteigerung. Eine gestiegene körperliche Toleranz ist übrigens ein Merkmal, woran du eine Abhängigkeit erkennen kannst.

„Zu versuchen, ‚nur ein alkoholisches Getränk' zu trinken, ist so, als würde man nur einen Dominostein umwerfen wollen, hinter dem eine riesige Schlange weiterer Steine steht!"
Craig Beck

Es gibt an sich nur zwei Möglichkeiten: Weitertrinken oder Aufhören! In diesem Buch erzähle ich, warum ich mich für das Aufhören entschieden habe. Du erfährst in diesem Buch, wie das mit dem Aufhören funktioniert und welche unerwarteten Folgen das für mich und mein Leben hatte. Eine Anleitung zum kontrollierten Trinken kann ich dir hingegen nicht geben. Es gibt da nämlich ein klitzekleines Problem mit „einfach etwas weniger Alkohol": Es! Funktioniert! Einfach! Nicht! Stattdessen erfährst du im Folgenden alles übers Nüchternsein. Und ja – es lohnt sich!

1.1.2 Status quo

Seit meinem 14. Lebensjahr trinke ich Alkohol. Es gab immer wieder alkoholfreie Phasen, die Tage oder auch mal wenige Wochen andauerten. Ansonsten habe ich so ziemlich an jedem Tag meines Lebens Bier oder Wein getrunken. Die Mindestmengen waren immer zwei Gläser, die Größe der Gläser variierte je nach Tagesform.

Dadurch entwickelte ich ein Alkoholproblem, ohne dass ich es selber bemerkte. Bevor ich endgültig mit dem Alkohol aufhörte, war meine tägliche Trinkmenge deutlich mehr als zwei Gläser pro Tag – Tendenz steigend!

Ich erlebte in meinem Leben zahlreiche Abstürze und Blackouts, ich trank Alkohol an viel zu vielen Tagen. Ich habe in meinem Leben mehr betrunkene als nüchterne Tage erlebt. Ich hatte den Überblick über meinen Alkoholkonsum verloren, aber dennoch weiß ich, dass ich mich die meiste Zeit meines Lebens im riskanten oder gefährlichen Konsumbereich bewegte. Damit ist jetzt Schluss: Seit dem 4. Oktober 2019 bin ich glücklich nüchtern.

1.1.3 Wann erkennst du, dass du ein Alkoholproblem hast? (1)

1 I Du kaufst montags im Supermarkt für jeden Wochentag eine kleine 0,2-l-Flasche Wein. Dienstagabends besorgst du Nachschub, weil du doch mehr als geplant getrunken hast und alle Flaschen bereits leer sind.

2 I Du kaufst sonntags an der Tanke vier Dosen Bier. Du kaufst zweimal die teure und zweimal die preiswerte Marke, um den Durchschnittspreis für das Bier zu drücken, weil du nach den ersten beiden Bieren den Unterschied sowieso nicht mehr schmeckst.

3 I Samstagabends wirst du zum Werwolf und hastest kurz vor dem Ladenschluss in den Supermarkt, um doch noch Alkohol zu kaufen. Eigentlich wolltest du dieses Wochenende ja mal keinen Alkohol trinken.

4 I Damit der Alkohol nicht alleine auf dem Band steht, kaufst du im Supermarkt wahllos Lebensmittel, die du eigentlich nicht brauchst.

5 I Du wechselst immer wieder den Supermarkt, um Alkohol zu kaufen, damit keiner denkt, dass du zu viel Alkohol trinkst.

6 I Heimlich wie ein Dieb bringst du früh am Morgen deine leeren Weinflaschen zum Glascontainer.

1.2 Auf dem Dorf: Kindheit, Jugend und erstes Mal

Um zu verstehen, wer ich heute bin, schaue ich in meinem Leben zurück und blicke auf die Punkte, an denen der Alkohol in mein Leben trat.

> *„Du kannst die Punkte, die nach vorne schauen, nicht verbinden; du kannst sie nur nach hinten verbinden. Du musst an etwas glauben – Schicksal, Zufall, Intuition, Karma ... was auch immer. Denn zu wissen, dass sich die Punkte am Ende verbinden werden, gibt dir die Zuversicht, deinem Herzen zu folgen." – Steve Jobs*

1.2.1 Dorfkindheit

Aufgewachsen bin ich in den 80ern in einem kleinen Dorf, in dem wirklich jeder jeden kannte. Dieser Vorort von Bitburg hatte damals um die 500 Einwohner. Im Ort gab es eine eigene Post, Feuerwehr, Fußballplatz, Tante-Emma-Laden und zwei florierende Kneipen. Mein Vater ging hier zum Frühschoppen. In meinem Elternhaus gab es allerdings nie Alkohol.

Meine Mutter und Oma tranken generell keinen Alkohol. Damit war gleichzeitig klar, dass niemand trank und niemals im Hause Alkohol getrunken wurde. Das galt für alle übrigen Familienmitglieder und auch für Gäste. Alkohol sah ich immer nur dann, wenn ich woanders zu Besuch war.

Mein bester Kumpel war Tomate. Der hieß natürlich nicht wirklich so und ich muss wahrscheinlich nicht erklären, welche Haarfarbe er hatte. Tomate wohnte direkt im Nachbarhaus und wir verbrachten fast jeden Tag zusammen, um miteinander zu spielen. Ich war eher introvertiert und verträumt, er mit seinen roten Haaren schon damals sehr kommunikativ, frech im besten Sinne und ein Lausbub mit sehr viel Energie, die einfach raus musste.

Damals gab es keine Smartphones – unser Telefon hing an einer Schnur, die in eine Wand führte, und wenn jemand anrief, wusste man vorher nie, wer dran ist. Wenn wir wissen wollten, ob der andere Freund zu Hause war, gingen wir also rüber zu ihm und klingelten an der Tür. „Ist Marco da?“, fragte Tomate jedes Mal, wenn meine Mutter ihm die Tür öffnete.

Wenn ich an meine Kindheit denke, fällt mir als erstes ein, dass wir sehr viel draußen waren. Es war ein weitgehend sorgenfreies Leben: Wir fuhren Fahrrad und spielten Fußball oder Tischtennis. Im Dorf gab es viele bäuerliche Betriebe. Oft liefen wir neben den Kühen her, wenn diese zur Weide gebracht wurden, und es war für uns normal, dass in einer Scheune moderne Tischtennisplatten für uns aufgestellt waren.

Wir waren alle tischtennisbegeistert und spielten auf den Platten jeden Tag hart umkämpfte Matches gegeneinander. Hier schenkte niemand was her – weder ein Match noch einen Punkt. Netzroller und Bälle, die von der Kante wegsprangen, führten zu wilden Diskussionen, ob das ein fairer Treffer war, denn unfaire Treffer zählten nicht. Waren wir viele Leute, dann spielten wir Turniere – jeder gegen jeden – und hin und wieder Rundlauf, wo alle auf einmal mitspielen konnten.

Ausflüge mit dem Fahrrad in den Wald gab es auch noch. Wir liebten unsere Fahrräder und ich erinnere mich noch heute gerne an mein gelbes BMX-Rad. Wir fuhren zu Wasserfällen oder zu versteckten Stellen am Fluss, wo wir uns kleine Hütten aus Holz bauten. Später hatten wir Rennräder und fuhren um die Wette. Aber am liebsten spielten wir Fußball.

In unserer Nachbarschaft lebte Manni, ein alter Mann. Manni hatte einen schönen Garten mit Rosen, Erdbeerbeeten und Rhabarber, der im Frühling blühte. Manni war eine hagere Gestalt und hatte eine wunderschöne rote Nase. Er winkte immer freundlich und jedes Mal, wenn ich ihn sah, bewunderte ich, wie rot diese Nase war. Wenn ich genau hinschaute, sah ich sogar die Äderchen, die bis zur Nasenspitze gingen. Ich fand diese Nase als Kind sehr lustig. Als ich hörte, wie die Nachbarn sagten, so eine Nase komme vom Schnapstrinken, konnte ich mir als Kind nicht vorstellen, wie genau das funktionieren sollte. Erst später habe ich verstanden, was es damit auf sich hat. Manni war dann irgendwann plötzlich weg aus der Nachbarschaft – er hatte wohl ernste gesundheitliche Probleme bekommen, als kleines Kind wurde mir so etwas aber nie erklärt. Mit seinem Weggang verblühte und verwilderte auch sein Garten.

Der Friedhof an der Kirche war im Dorf ein beliebter Treffpunkt. Es ging dabei nicht unbedingt immer um Grabpflege, eher um Sehen und Gesehenwerden. Wer etwas wissen wollte, ging zur Kirche – so war das damals überall in der katholischen Eifel: Du willst wissen, was im Dorf passiert? – Geh zum Friedhof oder zum Kaffeekränzchen.

Ich wunderte mich schon als Kind immer über die aufgedrehten Omas, wenn gerade wieder Zeit für eines dieser Kaffeekränzchen war. Hier saßen die alten Damen zusammen, es wurde über Gott und die Welt und den neuesten Dorfklatsch geredet. Es war eine der festen Institutionen im Dorf, hier fand die inoffizielle Politik und Bewertung des Tagesgeschehens statt. Und dazu gab es Kaffee, Kuchen und Eierlikör.

Eines Tages probierten wir aus reiner Neugier den Eierlikör, der bei Tomates Oma sicher in einer Kommode verstaut war. Es war die Zeit, in der nahezu alle Möbel in allen Wohnungen und Häusern aus rustikaler Eiche waren: dicke Wandschränke und mächtige Kommoden, jede mit diesen schweren aufklappbaren Türen, die an Scharnieren und Eisenketten befestigt waren. Oft waren auf den Kommoden und Schränken naturalistische Motive eingeschnitzt. Das passte gut zu den schweren Sofas und Sesseln, den Landschaftsbildern und imitierten Ölgemälden an der Wohnzimmerwand. Es war eine komplett andere Zeit. Und an dieser ehrfurchtgebietenden Kommode kippten wir ganz vorsichtig einen Schluck Eierlikör in den umgedrehten Deckel der Flasche. Wir wollten ja nicht erwischt werden und auch nur kosten von diesem faszinierenden, dickflüssigen, hellgelben Trank.

Tomate schluckte das Zeug, verzog die Miene zu einer Grimasse und streckte die Zunge raus. „Jetzt du!“, ächzte er. Es schmeckte einfach widerlich – ich konnte gar nicht nachvollziehen, warum die Omas so scharf darauf waren. Unser Interesse am Eierlikör war sofort erloschen und wir stellten einhellig fest: Alkohol schmeckt wirklich ekelhaft.

1.2.2 Fußball in der Jugend

Als Kind war ich wirklich oft auf dem Bolzplatz. Ich wuchs wie gesagt im Dorf auf und wir spielten jeden Tag nach der Schule Fußball – jeden Tag!

Auch Tischtennis, aber vor allem Fußball – und zwar so lange, bis unsere Mütter uns zum Abendessen reinriefen. Und danach spielten wir noch weiter, bis es dunkel wurde, und hörten nur auf, wenn wir uns heillos zerstritten hatten: Tor oder Nicht-Tor? Mit einem Baumstamm oder Jacken auf dem Boden als Torpfosten hatten wir immer ein sehr dynamisches Spielfeld.

Oder wir mussten aufhören, wenn der Junge, dem der Ball gehörte, nach Hause musste. Aber nicht vorher! Es waren glückliche Tage. Ein Highlight war der Eismann: Der kam tatsächlich einmal die Woche. Wir wussten als Kinder natürlich nie genau, wann. Wir hatten kein Zeitgefühl und lebten in den Tag hinein. Wenn wir die laut bimmelnde Klingel des Eiswagens hörten, rannten wir so schnell wir konnten nach Hause. Dort besorgten wir uns das Kleingeld, um uns dieses fantastische Eis zu kaufen. Niemals schmeckte mir ein Eis besser als damals. Klingt das kitschig und zu gut? – Es war aber so, auf jeden Fall für eine lange Zeit. Das Verrückte an schönen Zeiten ist, dass wir oft gar nicht merken, wie schön diese Zeiten sind, während wir sie erleben. Wir merken es erst, wenn sie dann unwiderruflich vorbei sind.

Auch als Teenager verbrachten wir die Tage überwiegend draußen: Fußball war König! Erst der Knight Rider auf RTLplus und die ersten Computer sorgten dafür, dass wir unsere Aktivitäten nach drinnen verlagerten. Wir hatten kleine TV-Geräte mit drehbaren Antennen, an denen wir schraubten, um die Sender auf ihren Frequenzen reinzukriegen. Damals waren außerdem der Amiga 500 und der C64 die Renner – und damit spielten wir am liebsten Fußball, na klar! Kick-off war Kult, dann folgten Fußball-Managerspiele. Der Fußball rollte also auch im Wohnzimmer, virtuell.

Dass wir als Jugendliche und auch schon als Kinder sehr aktiv waren und gerne Fußball und Tischtennis spielten, blieb auch den Dorfvertretern nicht verborgen. Im örtlichen Verein wurden offizielle Jugendmannschaften in Fußball und Tischtennis aus der Taufe gehoben. Ich war in beiden Mannschaften dabei, Tomate natürlich auch und alle Kumpels – das ganze Dorf halt. Und so kam es, dass wir in unserem Ort eine echte eigene Fußballmannschaft hatten. Wir waren stolz wie Bolle, als der erste offizielle Trikotsatz kam. Es wurden Trainings organisiert und unsere Mannschaft wurde für die Liga angemeldet. Hier spielten wir dann gegen die Mannschaften der umliegenden Dörfer.

Wir waren vielleicht 9 oder 10 Jahre alt und unsere Väter fuhren uns an den Wochenenden zu den Nachbardörfern und Bolzplätzen, wo wir gegen andere Vereine spielten. Jedes Dorf, das etwas auf sich hielt, hatte einen Fußballplatz. Und nach dem Spiel wuschen unsere Mütter unsere Trikots. So war das damals, das Dorfleben in den 80ern.

Anfangs verloren wir jedes Spiel – haushoch! 0:9 war oft das Ergebnis und nicht zweistellig zu verlieren war für uns schon ein Erfolg. 0:3 war unser bestes Ergebnis in der ganzen Saison. Unser Elan war dadurch aber nicht zu bremsen und mit den Jahren wuchsen unsere Fußballfähigkeiten und Körper. In manchen Jahren waren wir dann die „Großen" und gewannen, ehe wir nach dem Wechsel in die nächste höhere Stufe (wie von D-Jugend zur C-Jugend) wieder körperlich unterlegen waren und gnadenlos verloren.

Rückblickend betrachtet wurde damals echt viel für die Dorfjugend organisiert. Das war richtig gut! Es gab einen professionellen Rasenplatz, echte Trikots, Jugendmannschaften im Ligabetrieb, engagierte Trainer und vieles mehr. Wir spielten mit dem Verein auch Hallenmeisterschaften und es gab organisierte Weihnachtsfeiern. Einmal durften wir sogar ein Bundesligaspiel besuchen – Köln gegen Schalke. Ich erinnere mich, wie kalt es im Stadion war und wie wir bei jeder Ecke laut „Ohhhhhhhhh ooooohhh" anstimmten, wenn der Ball in den Strafraum segelte. Und natürlich jubelten wir ausgelassen bei jedem Tor. Auf der ganzen Rückfahrt im Bus sprachen wir davon, wie toll dieser Tag gewesen war. Diese gemeinsamen Erlebnisse und das Miteinander verbanden unsere Dorfjugend.

Das Trinken kam erst später. Der Alkohol war damals noch drum herum, aber nicht weit weg. Es gab kein Sportfest ohne Trinkbuden, aber als Kinder tranken wir natürlich Limo oder Cola – und sammelten dafür das Pfand der weggeworfenen Bierflaschen. Für eine Kiste suchten und sammelten wir oft eine Stunde lang Bierflaschen und als Belohnung gab es für jede volle Kiste Flaschen, die wir zurückbrachten, eine gekühlte kleine 0,33-l-Flasche Cola der besten Marke. Sammelten wir zu zweit oder zu dritt, dann teilten wir uns diese Cola mit Strohhalmen. Wir fühlten uns wie Könige!

So ging das viele Jahre und es gab sogar Saisons, in denen wir richtig gut mithielten. In der Halle gelang uns sogar der Einzug in ein Finale und ich schoss dabei eines meiner wenigen Tore.

Für mich war kurz nach meinem 17. Geburtstag dann aber Schluss mit Fußball. So idyllisch das alles auch klingt, es gab doch auch Schattenseiten – wäre ja auch zu schön gewesen. Dass wir bei uns zu Hause Geldprobleme hatten, bekam ich schon als Kind mit. Das drückte die Stimmung oft enorm und führte auch immer wieder zu Streit. Ich traute mich kaum zu fragen, wenn ich etwas Geld für die Schule brauchte oder etwas haben wollte. Wenn ich fragte, dann blickte ich in ein sorgenvolles Gesicht – bekam das Geld aber trotzdem. Meistens fragte ich aber gar nicht.

Letztendlich zogen wir um und verließen unser Haus im Dorf für eine Mietwohnung in der Stadt, da diese für uns bezahlbar war. Der Auszug aus unserem Haus geschah dann auch nicht freiwillig. Mit dem Umzug und dem Abschied vom Dorf verpasste ich die A-Jugend und eine weitere Karriere im Verein. Das Gute daran ist immerhin: Mir ist dadurch viel typische Trinkerei in der Kreisliga erspart geblieben. Die alten Jugendkumpels und ich verloren uns zwar nie ganz aus den Augen, aber der Kontakt zu vielen anderen brach einfach ab. Bist du weg aus dem Dorf, dann gehörst du nicht mehr dazu – so dachte ich damals zumindest.

1.2.3 Erste Male

Das erste Bier trank ich mit 14 Jahren. Das erste Mal wirklich betrunken war ich mit 16 oder 17 Jahren. Das erste Mal betrunken mit dem Auto gefahren bin ich mit 22 Jahren. Über andere erste Male schreibe ich vielleicht im nächsten Buch.

Bis zur 10. Schulklasse war ich alkoholtechnisch sehr langsam unterwegs. Grund waren ein strenges Elternhaus und eine katholische Schule, in der die Lehrer ihre Aufsichtspflichten sehr ernst nahmen.

Mein bester Kumpel ab der 5. Klasse in der Realschule war Tim, der Schwede. Er war blond, hatte blaue Augen und war von Natur aus sportlich. Außerdem war er damals schon sehr klug, irgendwie gerissen und eloquent. So wollte ich auch sein! Außerdem hatten wir denselben Sinn für Humor, der war ironisch und tiefschwarz. Wir verstanden uns also sehr gut und bald waren wir mit Tomate zu dritt unterwegs. Im Gegensatz zu uns war der Schwede aus einem gut situierten Elternhaus. Seine Mutter war sehr vornehm und es wirkte fast schon aristokratisch, wie sie sprach und sich bewegte. Sie quetschte uns auch immer recht geschickt darüber aus, was wir alles so anstellten – und was sie hörte, schien ihr zu gefallen. Immer öfter wurden wir in das schwedische Domizil nach Bitburg eingeladen, und so radelten Tomate und ich fortan fast täglich die drei, vier Kilometer zu Tim.

Im Garten des Schweden stand eine nagelneue Tischtennisplatte, die Tims Mutter ohne mit der Wimper zu zucken bei einer Auktion unseres Tischtennisvereins ersteigert hatte. Der Schwede wurde natürlich auch Mitglied beim Tischtennis und auch im Fußballverein – er war Torwart. Da Tim groß gewachsen war und in seiner Freizeit ordentlich Hanteln stemmte, was uns sehr erstaunte, passte er da gut hin. Ich war von der Position des Vorstoppers zum Linksaußen gewechselt – und wie alle Fußballkenner wissen: Torwart und Linksaußen sind beide etwas bekloppt. Tomate war im Fußball für die Attacke zuständig und im offensiven Mittelfeld zu finden.

Abseits des Fußballplatzes entdeckten wir nun den Alkohol und die Praline, eine wöchentlich erscheinende Erotikzeitschrift – eigentlich eher ein Käseblatt, in dem halbnackte Frauen ihre Reize zeigten. Wir lasen aber tatsächlich sogar die Texte des Magazins. Die Praline und den Alkohol versteckten wir natürlich vor den wachsamen Blicken unserer Eltern. Der Erwerb war gar nicht mal so einfach, bis wir dann endlich eine Tankstelle fanden, die uns Jungen diese „Gottesgaben" bereitwillig verkaufte.

Wir probierten einige alkoholische Getränke durch. Der Bommerlunder und andere harte Getränke waren bittere Enttäuschungen und obwohl es uns eigentlich zu herb schmeckte, tranken wir bald am liebsten das Bier unserer Heimatstadt. Auf Partys wurde dann munter gemischt. Der Hit dabei war ein Mischgetränk, das Covie genannt wurde und aus Cola mit Apfelwein bestand.

Meistens trafen wir uns aber nicht nur, um Alkohol zu trinken, sondern machten immer etwas, das uns Spaß machte. Zu dieser Zeit hatten wir ein Faible für Skat entwickelt. Da wir meistens zu dritt unterwegs waren – der Schwede, Tomate und ich –, passte das perfekt. Bald wurden es größere Spielrunden. Wir waren mitten in der Pubertät und spielten jedes Mal gefühlt um Leben und Tod gegeneinander Karten. Der monetäre Einsatz waren sogenannte „Halbe“: Pro verlorenem Punkt musste man einen halben Pfennig Strafe an den Sieger zahlen.

Achtung, jetzt folgt etwas Mathematik: Spielte der Schwede z.B. mit einem Bauer die Farbe Kreuz und gewann, so waren das 2 * 12, also 24 Punkte. Diese wurden durch zwei Spieler und dann noch mal durch zwei geteilt, weil wir ja um „Halbe“ und nicht um „Ganze“ spielten. In diesem Beispiel machte das dann je 6 Pfennige Spieleinsatz für uns beide, also für Tomate und mich.

Im Laufe des Tages konnten so mal abenteuerliche Summen wie 1 oder 2 DM Gewinn für den Sieger zusammenkommen, die der Verlierer dann zahlen musste. Die Spiele waren aber immer sehr ausgeglichen und normalerweise gingen wir mit plus/minus null auseinander.

Als wir dann andere Jugendliche als Spielgäste hatten, merkten wir schnell, dass ihre Gewinnchancen deutlich abnahmen, wenn sie möglichst rasch viele Biere tranken. So kam es, dass wir selber gar nicht so viel Alkohol tranken, um einen Wettbewerbsvorteil zu haben. Wenn andere Klassenkameraden jedes Mal und jeden Tag diese 1 oder 2 DM verloren, läpperte sich das. Und wenn der Schwede und ich gut zusammenspielten, war auch noch mehr drin.

Das war streng genommen natürlich verboten: Im Skat spielt jeder Spieler für sich und auch im Zwei-gegen-Einen dürfen sich die beiden nicht gegen den Einzelspieler verbünden und absprechen. Einstudierte Handzeichen und Gesten sowie das Drapieren, heimliches Markieren und Zeigen der Karten waren natürlich enorm hilfreich: Hier ein Knick in der Spielkarte, da ein gemalter Punkt, die Bauern in der Hand etwas höher halten als die restlichen Karten, vor dem Trumpfen die Hand zur Faust ballen ... Tim und ich waren sehr kreativ, findig und erfolgreich.

Wir spielten auch perfekt unsere Rollen: Der Schwede und ich stritten uns während des Spieles oft und gerne, damit niemand entdeckte, dass wir beim Kartenspiel tatsächlich zusammen und nicht gegeneinander spielten. Dazu ließen wir den Dritten beim Reizen immer gewinnen und das Spiel als Solospieler machen. Wie gesagt waren Tim und ich beide nicht auf den Kopf gefallen. Und wir sahen es als Spiel an, zu testen, wie weit wir gehen konnten. Richtig zu Schaden kam ja keiner dabei.

Richie Rich war in unserer Schulklasse wahrscheinlich mit das reichste Kind der Stadt. Er war ein sogenanntes Bonzenkind und verlor noch weniger gern als wir. Zudem war Richie körperlich durchaus in der Lage, sein Recht durchzusetzen. Er war ebenso schlau wie wir und glaubte, unser Spiel zu durchschauen. Wenn beim Skat zwei zusammenspielen, dann hat der Dritte keine echte Chance zu gewinnen. Deshalb beobachtete er uns genau, aber weil wir gegen ihn tatsächlich meistens fair spielten, konnte er uns nichts nachweisen. Es sprach natürlich für unsere Spielklasse und unseren Spielwitz, dass wir auch ohne Tricks gewannen – das mal in aller Bescheidenheit!

In seiner Wut forderte Richie Rich mich dann zum Wetttrinken heraus, um festzustellen, wer mehr draufhat. Diese Fehde schwelte schon länger und war nun bereit zur Eskalation. Durch blöde Sprüche und Kommentare hatten Richie und ich uns schon vorher im Unterricht und beim Kartenspielen provoziert. Zugegeben, in der Hauptsache ging es meistens von mir aus. So malte ich Comics, in denen ein Typ die Hauptrolle spielte, der genauso viel Geld und eine ebenso hohe Stirn wie Richie hatte.

Auf der katholischen Schule prügelte man sich nicht – das hätte Konsequenzen gehabt. So forderte Richi mich eben zum Wetttrinken nach dem Unterricht heraus – das war die ultimative Herausforderung. Es war Konsens und allgemein anerkannt: Wer mehr Alkohol verträgt, ist der bessere von beiden Kontrahenten.

Es gab also ein Wetttrinken nach der Schule. Die Regeln waren einfach: Jeder trinkt ein Bier, Runde für Runde. Wer mit seinem Bier fertig ist, wartet, bis der andere sein Bier ausgetrunken hat; jeder hat fünf Minuten Zeit für sein Bier. Wer mehr Bier schafft, gewinnt das Wetttrinken. Es zählt auch als Niederlage, wenn das Bier in der vorgegebenen Zeit nicht leergetrunken wird. Auch wenn einer kotzen muss, hat er das Wetttrinken verloren.

Ich wusste, ich hatte keine Chance – zumindest nicht unter normalen Umständen. Richi war größer und schwerer als ich und er pumpte als Jugendlicher schon Bier weg wie ein Großer. Ich dagegen war damals gerade erst dabei, meine Trinkerqualitäten zu entwickeln. Also würde er mich regulär wohl unter den Tisch saufen.

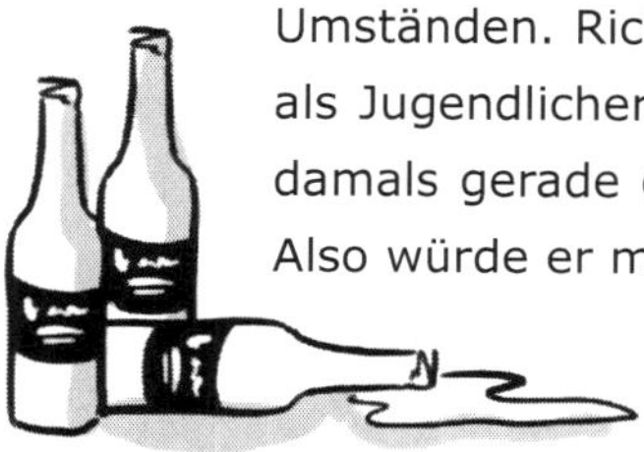

Das Duell sollte beim Schweden zu Hause stattfinden – damit hatte ich die Unterstützung des Gastgebers: Tim besorgte den Kasten Bier. Ich vereinbarte mit dem Schweden, dass ich beim Wettkampf die ersten zwei Runden normal das Bier mittrinken und er mir danach präparierte Bierflaschen zuspielen würde: Während Richie Rich weiter Runde für Runde sein Bier trinken würde, war in meinen Bierflaschen das Bier gegen Wasser ausgetauscht worden. Für den Unwissenden war an den manipulierten Flaschen kaum ein Unterschied zu erkennen. Es war zwar etwas weniger biertypischer Schaum zu sehen und der Deckel war nicht ganz so fest drauf, aber da wir direkt aus der Flasche trinken würden, sollte das eigentlich nicht auffallen.

Und so nahm das Spektakel seinen Lauf. Richie Rich prüfte tatsächlich beide Biere beim Start. *Hey*, dachte ich, was ein *misstrauischer Kerl! Warum das denn? Warum traut der mir nicht über den Weg? – Sag mal!*

Und dann legten wir los: Richi trank das erste Bier schnell weg, ich folgte mit meinem Bier und Runde 1 war damit superschnell vorbei. Das zweite Bier trank Richie ebenso schnell weg. Mann, war der motiviert, zu gewinnen! Ich zog nach, das war Runde 2 – und sie lief wie geplant.

Wir hatten jetzt beide schon zwei Biere getrunken und ich spürte den Alkohol. Was nun folgte, lief anders als geplant – das hatte keiner ahnen können!

Richie überraschte uns. Er trank, pumpte und zog Runde für Runde sein Bier weg – und ich zog mit meinem Wasser nach. Richie verzog keine Miene, ich bewunderte ihn fast für seine Entschlossenheit. Er machte keine Anzeichen, langsamer zu werden, obwohl er schon fünf oder sechs Biere getrunken hatte. In unserem Alter war das eine beachtliche Trinkmenge!

Und nun bekam ich Probleme: Zwar trank ich kein Bier, aber das viele Wasser füllte meinen Bauch. So viel Wasser auf einmal zu trinken, vertrug ich nicht – absolut nicht! Zwar spürte ich den Alkohol nicht mehr, aber ich musste kämpfen, um mich nicht zu übergeben. Und Richie trank weiterhin unbeeindruckt weiter! Er war ein Tier.

Zwei Runden später war es dann endlich so weit: die Entscheidung! Der Körper besiegte den Geist. Richie musste kotzen und sackte in sich zusammen. Ich hatte gewonnen! Yeah!

Es gab ein lautes Toben und Johlen, der Wettkampf hatte einige Zuschauer aus unserer Klasse angelockt und die Hütte des Schweden war rappelvoll. Nun wurde ich von Tim offiziell zum Sieger erklärt, ich fühlte mich allerdings ziemlich schlecht – nicht wegen der unerlaubten Wettkampfhilfe, aber das Wasser war echt zu viel. Dennoch genoss ich den Sieg über den Klassenfeind. Richie verschwand sehr schnell an diesem Tag und er erfuhr nie, was wirklich geschehen war.

Obwohl unsere Trinkmenge schon zu Schulzeiten immer mehr zunahm, habe ich damals nie daran gedacht, dass wir möglicherweise zu viel Alkohol tranken. Es war für uns einfach Spaß und Abenteuer – und Alkohol war keinesfalls die Hauptattraktion. Er war mit dabei, oder eben nicht.

Der Alkohol fand also langsam, aber stetig seinen Weg zu mir. Dieser Prozess verlief schleichend und es dauerte noch ein paar Jahre, bis er einen festen Platz in meinem Leben erobert hatte und zum Problem wurde. Bis dahin trank ich munter und lustig weiter, Alkohol war normal für mich und Bier gehörte zum gesellschaftlichen Leben mit dazu. Ich tat das, was alle taten, und stellte das auch nie in Frage. Und ich dachte natürlich: *Wenn ich will, kann ich jederzeit aufhören.*

Diese Geschichte kommt hier als Schwank aus meiner Jugendzeit daher – sie lässt aber ahnen, wohin mich mein Weg führen sollte. Ich lernte bald auch, wie lustig es mit Alkohol ist: Bei den Partys und in Diskotheken gab es immer Alkohol. Durch das Bier oder den Covie wurde ich lockerer – und da ich schon immer etwas schüchtern war, trank ich entsprechend viel. Der Grundstein war gelegt.

Zu dieser Zeit trank ich Alkohol aber tatsächlich nur am Wochenende und auf Partys. Mit dem Wechsel auf das Wirtschaftsgymnasium in Trier blieb unter der Woche gar keine Zeit für Alkohol: Ich hatte zum ersten Mal Nachmittagsunterricht und ehe ich mit dem Bus zu Hause und mit Lernen und Hausaufgaben durch war, war es Abend geworden und an Trinken war gar nicht mehr zu denken – ich hatte einfach viel zu viel zu tun.

Ich bekam damals eine kleine staatliche Begabtenförderung – fragt mich nicht, warum! Ich hatte mich einfach gemeldet, als unser Klassenlehrer fragte, wer in der Klasse in Frage käme, und der Schwede mich in die Seite boxte und meinte: „Mach das." Diese Hilfe half uns natürlich zu

Hause, wo die Lage finanziell immer noch angespannt war. Die Förderung war aber an gute Zensuren geknüpft und die Oberstufe des Gymnasiums für mich keineswegs ein Selbstläufer. Wo es auf der Realschule für mich fast mühelos gewesen war zu glänzen, musste ich hier jetzt richtig rackern und ranklotzen. Außerdem wohnte ich auch immer noch zu Hause, unsere Familie war in eine größere Mietwohnung umgezogen, und da war weiterhin alkoholfreie Zone.

Selbst die anschließende Zeit bei der Bundeswehr war vergleichsweise harmlos. Ich war während meiner Wehrpflicht im Bundesministerium der Verteidigung in Bonn eingesetzt und wir tranken auf der Stube zwar regelmäßig Bier, aber im Vergleich zu anderen Einheiten galten wir als langweilig und spießig: „Die trinken keinen Alkohol!", sagte man uns nach. Na ja, weniger halt – aber es war trotzdem genug, um am nächsten Morgen einen ordentlichen Kater zu haben.

1.2.4 Ausbildung

Während meiner Ausbildung bei der Bank war ich in verschiedenen Geschäftsstellen eingesetzt. In einer Zweigstelle ergab sich folgende Szene: Mein erster Tag, Vorstellungsrunde vor den neuen Kollegen. Der Zweigstellenleiter, ein Patriarch im besten Sinne, stellt sie mir der Reihe nach vor und beginnt: „Das ist Harald, er trinkt keinen Alkohol. Ansonsten ist er aber in Ordnung!"

In dieser Geschäftsstelle wurden mir am Anfang alle Mitarbeiter mit einem kleinen aussagekräftigen Satz vorgestellt. Das war durchaus herzlich, jovial und auf den Punkt gebracht – jeder bekam ein persönliches Merkmal zugewiesen: Er kommt mit dem Fahrrad zur Arbeit, sie kann gut kochen ... Harald trank halt keinen Alkohol, das war damit sein Markenzeichen. Und ich war eben der Azubi.

Wenige Wochen später fand in einem Restaurant das Weihnachtsessen mit den Kollegen der Geschäftsstelle statt. Der Chef kam an diesem Abend zu mir und fragte: „Junge, trinkst du Schlehenschnaps?" Ich antwortete: „Ja, klar!" Da wandte sich der Chef an die anderen: „Der Junge ist in Ordnung." Ich erntete zustimmende Blicke und es gab vom Chef eine Runde Schnaps für alle – außer für Harald, der mich anschließend nach Hause fuhr.

Sorry und danke an Harald. Nach fast dreißig Jahren Berufserfahrung kann ich sagen: Harald war und ist einer der korrektesten Kollegen, die ich je kennengelernt habe.

Zum Start der Ausbildung hörten wir von dem jungen Ausbildungsleiter mahnende Worte, wie wir uns in der Öffentlichkeit korrekt zu verhalten hätten. Das beinhaltete mehrere Punkte – und diese sollten wir auch nach Dienstschluss einhalten. So war auf Kleidung und Verhalten zu achten – und beim Alkohol sollte bitte jeder sein Maß und Ziel kennen.

Die inoffiziellen Regeln des Trinkens mit Kollegen lernte ich dann in der Praxis:

1 I Niemals mehr trinken als der Chef und Vorgesetzte.

2 I Alles, was nach 24:00 Uhr gesagt wird, hat keine Bedeutung.

Mitarbeiterversammlungen, Betriebsfeiern und Betriebsausflüge waren für mich willkommene Anlässe, zu trinken.

1.2.5 Jung und wild!

In der Ausbildungszeitzeit ließen wir es krachen – und zwar nach so ziemlich jeder Prüfung, die uns näher an das Ausbildungsende brachte. Wir waren jung und ausgelassen, wir feierten uns und das Leben. Dass dies ohne Alkohol auch möglich gewesen wäre, kam uns nicht in den Sinn.

Es war ein irres Gefühl der Verbundenheit – immer auch mit dem Wissen, dass nach den Prüfungen alles vorbei sein wird und der Ernst des Lebens beginnt. Unser Motto war: „So jung kommen wir nie wieder zusammen."

Dieses Gefühl wuchs während der Ausbildung beständig – und nicht nur in unserer Bank, auch mit den Ausbildungsgängen der anderen Institute verstanden wir uns gut, und so feierten wir gemeinsam. Die Ungewissheit der Zukunft, das Gemeinschaftsgefühl, das nicht nur deshalb entstand, weil wir pausenlos Zeit miteinander verbrachten, das gemeinsame Ziel, die gemeinsamen Absichten und Ansichten – das alles verband uns gegenüber Schule, Ausbildern, Notendruck und vielem mehr. Wir waren gerne zusammen – und der Alkohol war mit uns und allgegenwärtig.

Unsere Körper kannten keine Grenzen und die Dynamik der Gruppe tat ihr Übriges: Wir eskalierten in radikaler Frequenz, mit hohen Ausschlägen nach oben und unten. Alkohol war soziales Schmiermittel und Katalysator für Freude und Freundschaft – aber auch für Fehlverhalten und Übertreibungen jeglicher Art.

Wir organisierten Partys, gemeinsame Essen und Reisen – teilweise in wechselnder Besetzung, oft mit der ganzen Truppe. Das war der schöne Teil. Oft wurden aber auch in „heiligem Ernst" unbequeme Wahrheiten ausgesprochen, Fronten aufgebaut, Grenzen überschritten und sich ordentlich „die Meinung gegeigt": Kante geben, Kante zeigen – ohne Rücksicht auf sich oder die anderen und ohne Rücksicht auf den nächsten Morgen oder darauf, dass wir uns am nächsten Tag oder zum nächsten Blockunterricht wieder in die Augen sehen würden.

Das war zeitweise sehr heftig und es wurden mit einer Fatalität Gefühle verletzt, sodass es mir bis heute leid tut. Ich teilte kräftig aus, steckte ein und teilte daraufhin noch kräftiger aus – beides reicht für mehr als ein Leben. Mit Alkohol kannte ich kein Limit. Zwar gibt es eine gewisse Verbundenheit der Trinkenden, durch die alles Gesagte und Getane nicht auf die Goldwaage gelegt wird. Aber natürlich macht es trotzdem etwas aus, wenn du betrunken keine Grenzen kennst.

Damals gab es im Jahrgang auch Leute, die wenig oder keinen Alkohol tranken. Sie blieben nüchtern und beobachteten, was wir im betrunkenen Zustand taten und sagten. Es war eine wilde Szenerie – und am nächsten Tag wurde uns dann erzählt, was tatsächlich alles passiert und gesagt worden war: „Ich hatte einen lustigen Abend, euch zu beobachten." Ich habe das gehasst. Normalerweise war das meiste Gesagte beim nächsten gemeinsamen Abend untereinander vergessen und vergeben. Eine peinliche Nummer, ein Striptease, das Erbrechen, peinliche laut geführte Telefonate – normalerweise wurde der „Mantel des Schweigens" darüber gelegt oder eine Heldengeschichte kreiert: „Wisst ihr noch den Abend, als ...? – Das war legendär!"

Nüchtern den Spiegel vorgehalten zu bekommen, ist sehr unangenehm – ganz egal, welche Intention der andere dabei hat. Ich hasste mich ohnehin schon für das, was ich betrunken angerichtet hatte – und ich hasste jeden, der mich daran erinnerte. Das prägte für lange Zeit mein Bild von nüchternen Mitmenschen und meinen Argwohn ihnen gegenüber: Langweiler, die selber kein Leben haben und sich auf Kosten von uns Trinkern für etwas Besseres halten. „Bausparer" wurde ein geflügeltes Schimpfwort von mir für diese Leute. Meine Trinkbuddies und ich waren keine Bausparer – wir tranken und genossen das Leben in vollen Zügen.

Dass ich in anderen Lebensbereichen funktionierte, gab mir die Legitimität, betrunken sein zu dürfen. In Schule und Ausbildung hatte ich stets gute Ergebnisse und dieses Muster behielt ich dann auch für den Beruf später bei: Wer viel schafft, darf auch viel feiern – und wer feiern kann, kann auch am nächsten Tag arbeiten.

1.2.6 Feierabend und Feiern

Während der Arbeit habe ich nie getrunken – das war ein ungeschriebenes Gesetz und einige der wenigen Regeln, an die ich mich hielt, was Alkohol betrifft. Während der Arbeit Alkohol trinken? – *Das tun nur Alkoholkranke*, dachte ich, *die armen Teufel, die ein Alkoholproblem und das Trinken einfach nicht im Griff haben.* Ich war ein Prototyp des funktionierenden Alkoholkranken.

Obwohl ich in der Freizeit viel und oft Alkohol trank, hatte das niemals Auswirkungen auf die Qualität meiner Arbeitsleistung. Diese wurde von Führungskräften in all den Jahren immer als überdurchschnittlich und sehr gut bewertet. War ich abends feiern, dann brachte ich am nächsten Tag trotzdem meine Leistung – das war mein Selbstverständnis und auch die Legitimation meines Trinkens.

In der Mittagspause gehörte beim Restaurantbesuch schon mal ein Wein oder Bier dazu. Gelegenheiten, im Zusammenhang mit der Arbeit zu trinken, waren durchaus vorhanden: Jubiläum, Weihnachtsfeier, Betriebsfeier, Weihnachtsessen, Glühweinmarkt, Beförderung, Abschied,

Mittagspause, Afterworkparty und weitere. Alkohol ist sozialer Kitt und der kleinste gemeinsame Nenner.

Was einige meiner Kolleginnen und Kollegen nach der Arbeit betrunken taten, würde Bücher füllen – aber es ist nicht mein Bier, diese Geschichten zu erzählen. Zu den gemeinsamen Abenden und deren Verlauf möchte ich im Interesse aller Beteiligten nichts sagen – nur so viel: Ich selber habe bei Feiern oft viel zu viel und zu schnell Alkohol getrunken. Wehe, wenn sie losgelassen werden!

Heute bin ich einfach nur froh, dass diese Zeiten vorbei sind und ich vieles von dem, was damals geschehen ist, verdrängt und vergessen habe. Dezember war immer eine böse Zeit für Fehlgriffe. Bei meiner ersten Weihnachtsfeier überhaupt schaffte ich es, beim Erzählen einer Anekdote so wild mit den Armen zu fuchteln, dass ich dabei der blonden Kollegin hinter mir – aus Versehen! – an die Brust griff. Sie nahm es locker, aber ich habe mich trotzdem sehr lange dafür geschämt. Ich war an diesem Abend so betrunken, dass ich später von meinem Chef heimgeschickt werden musste.

In Erinnerung geblieben ist mir auch der jährliche „Beaujolais-Abend“: Der Beaujolais Primeur, ein spritziger und fruchtiger Wein, gelangt traditionell immer am dritten Donnerstag des Novembers in den Handel. Wir kauften also immer an diesem Donnerstag den Beaujolais Primeur und dazu etwas französischen Käse mit Baguette. Das „Trinken nach der Arbeit“ empfand ich gerade hier besonders toll, kultiviert und kollegial. Meistens war es aber nur ein Burgfrieden – und auch diese Abende eskalierten regelmäßig.

1.3 Trink-Buddies

Definition *drinking buddy*: Jemand, der immer dabei ist, wenn du Alkohol trinkst, ist dein *drinking buddy* oder Trinkkumpel.

Mit diesem Menschen verbringst du viel Zeit. Meine längste und beste Trinkfreundschaft dauerte fast zwei Jahrzehnte lang. Zwischendurch verband uns auch im wahren Leben eine Freundschaft. Wir tranken viel und waren immer gemeinsam unterwegs: mein Trinkkumpel, ich – und der unvermeidliche Alkohol.

1.3.1 Olli, der Alkohol und ich

Irgendwann Anfang der 2000er in Bitburg:

„Wie gefällt dir meine Olligarchen-Jacke?" Mein Kumpel blickte mich fragend an.

„Du siehst aus wie ein neureicher und stinkreicher Russe, Olli!"

Wir waren beide begeistert. Das Ding, das er anhatte, war eine übertrieben rote Jacke – ein ultrateures und ebenso hässliches Teil. Dazu trug Olli noch eine lässige Jogginghose und knallrote Sportschuhe, deren Rot sich mit dem von der Jacke seltsam biss. Nicht fehlen durften natürlich seine Ray-Ban-Sonnenbrille und seine nachgemachte goldene Rolex. Und fertig war, was wir als ein typisches Russenoutfit sahen. Dazu kamen noch Ollis unvermeidlicher Dreitagebart, seine Dauerwelle mit Minipli und die Fluppe im Mund. Darf ich vorstellen? – Olli, mein damals bester Kumpel. Er war ein ca. 1,55 m großes Kraftpaket, angestellter Hausmeister mit allerlei Fertigkeiten und handwerklichen Fähigkeiten – und zudem sprach er fließend sieben Sprachen.

Mit russischem Akzent fragte mich Olli: „Und? Ist gut! Oder was?"

„Zum Schießen!" Ich reckte grinsend beide Daumen nach oben.

Olli war fast zwanzig Jahre lang mein Trinkkumpel – und Olli war schon immer ne Type. Er ist hemdsärmelig, begeisterungsfähig und immer neugierig auf neue Erfahrungen. Wenn ich etwas gut fand, wollte er immer wissen, warum – und dann wollte er die gleiche Erfahrung erleben und mit mir teilen. So waren wir zusammen im Borussiapark, bei Konzerten von Amy McDonald und in meinen Lieblingsrestaurants – und wir machten dort Urlaub, wovon ich begeistert erzählte. Also eigentlich machten wir so ziemlich alles, was mir gefiel und Freude bereitete. Das war schon irgendwie klasse! So war Olli. Genauso schnell konnte sein Interesse an meinen Hobbies aber auch plötzlich wieder erlöschen, was mich oft unheimlich frustrierte.

Olli hatte sein Herz am richtigen Fleck, er war leutselig und generös. Außerdem profitierte er von einer gewissen Straßenschläue und an ihm ist ein echter Projektmanager verloren gegangen. Und er war gut mit Geld: Als Hausmeister hatte er immer mehr Geld als ich, der Banker!

Wir ergänzten uns sehr gut – wie Asterix und Obelix, Smith and Wesson oder wie Dick und Doof. Das Komikerduo Laurel und Hardy sah uns nicht nur ähnlich, wir wurden teilweise auch so genannt, wenn wir nicht recht hinhörten oder nicht dabei waren. Stan und Olli eben, das passte! Wir waren unzertrennlich. Wir produzierten Blödsinn, tappten in alle Fettnäpfchen, die wir erwischen konnten, und unsere gemeinsamen Unternehmungen endeten in aller Regelmäßigkeit im Chaos.

1.3.2 Sauf-Buddies – ein Trinkerleben lang!

„Möchtest du ein Bier?" Olli lächelt mich einladend an und während er mit einer Hand das Lenkrad hält, bietet er mir mit der anderen Hand eine Dose Bier an.

Ich denke: *Oh, meint er das jetzt wirklich ernst? – Okay!* Ein geschenktes Bier habe ich noch nie ausgeschlagen, da fange ich heute nicht damit an.

Er trinkt auch eines – wenn es für mich okay wäre, meint er. Und ob das für mich okay ist! Wie geil ist das denn? Wir prosten uns zu – auf unsere Fahrgemeinschaft! – und Olli fährt los.

Am Anfang fühlt sich im Auto die Dose Bier in der Hand fremd an. Ich denke: *Darf man das überhaupt? Eher nicht, oder?* – Nein, eher doch, mein neuer Trink-Buddy erklärt mir die gültigen Regeln: „Ein Bier darf immer getrunken werden, bis 0,5 Promille. Danach musst du aber aufpassen. Es darf nichts passieren. Und du musst ordentlich und unauffällig fahren, sonst wirst du noch angehalten. Aber das passiert so gut wie nie."

Olli sollte lange recht behalten. Wir bewegten uns im Graubereich und fuhren damit gut – im wahrsten Sinne des Wortes.

Einige Monate zuvor in der Bank:

„Wir fahren nach Belgien und mieten im Freizeitpark einen Bungalow. Kommst du mit?", stupste mein Kollege mich an.

„Was macht ihr da?", fragte ich.

„Trinken und feiern", war die knappe Antwort.

„Ich bin dabei!"

So schnell ging das. Und bei dieser Tour lernte ich dann Olli kennen – Gleich und Gleich gesellt sich eben gern.

Wir fuhren also mit einer Gruppe junger Leute in einen Familienpark nach Belgien zum Saufen. Ich würde gerne sagen, es seien auch Mädels dabei gewesen, aber die Organisatoren hatten sich ein strammes Programm überlegt: Alkohol trinken ohne Ende – men only!

Jeder erhielt einen selbstgebastelten Ausweis, der ihn als Teilnehmer der „Vista-Tour" und Mitglied der Gruppe auswies.

Olli kannte ich bislang nur vom Hörensagen – bei meinen Kumpels hatte er einen Ruf wie Donnerhall: Ein Hallodri mit dem Label „Der trinkt gerne!" Das traf damals zwar eigentlich auf uns alle zu, aber Olli war sozusagen ein „herausragender" Trinker.

Auf dieser „Vista-Tour" gab Olli von Anfang an Vollgas. Wir fuhren mit mehreren vollgepackten Autos los und Olli machte im Cabrio des Kollegen den Leonardo DiCaprio. Kurz vor der Ankunft stieg Olli während der Fahrt durch eine Allee mit riesigen Bäumen bei Tempo 10 auf den Sitz, riss ekstatisch beide Arme hoch und rief: „Ich bin der König der Welt!" Sekunden später sackte er erschöpft auf der Rückbank zusammen und schlief ein – true story!

Seine Mutter sagte später mal zu mir: „Jaja, der Olli, der wird immer schnell müde." Sie meinte, Olli sei auch als Kind schon immer schnell müde geworden – und das behielt er bis ins Erwachsenenalter bei. Wie ein Duracell-Hase: Eben noch volle Pulle und dann ist die Batterie leer – aus die Maus. Danach ging nix mehr bei ihm.

Angekommen in Belgien war ihm der Spott der Gruppe dafür sicher. Immer noch schlafend wurde ihm dann nicht nur der Schnurrbart rasiert.

Wenn ihr mal davon gehört habt, dass jemand betrunken und schlafend mit schwarzem Edding einen Penis aufs Gesicht gemalt bekommt – ja, dies ist eine dieser fiesen Geschichten.

Wir feierten wild in der Wohnanlage und tranken schnell. Wir spielten Karten und es gab auch diverse Trinkspiele. Ziel war immer, so schnell und so viel wie möglich zu trinken.

Hier lernte ich das sogenannte Trichtertrinken kennen. Wir hatten Cola zum Mischen der Getränke dabei. War eine Flasche leer, dann wurde der Boden der Flasche mit einem Messer abgetrennt und die leere Colaflasche wurde nun vom Trinkenden, der auf einem Stuhl saß, auf den Mund aufgesetzt – Kopf in den Nacken, Flaschenboden in die Luft. Aufgabe war es nun zunächst, mit der Zunge die Trinköffnung geschlossen zu halten, während ein Trinkhelfer das Behältnis von oben mit Viez füllte. Das Ergebnis war ungefähr ein ganzer Liter Viez als zu trinkende Füllmenge.

Mit beiden Händen an der Flasche stabilisierte der Trinker, also ich, die nun volle Trinkflasche. Als ich bereit war, löste ich die Zunge von der Trinköffnung und die Druckbefüllung begann. Innerhalb weniger Sekunden verschwand der Viez mit Hilfe der Schwerkraft in meinem Mund und landete sofort im Magen – und der Alkohol kam ziemlich schnell in die Blutbahn.

Die Kunst bei dieser Trinkspielvariante ist es, richtig zu schlucken, das heißt, am besten alles in einem Zug in sich reinlaufen zu lassen. Ich war gut darin! Aber mehr als zwei, drei Runden schafften die besten Trinker – und auch ich – nicht. Das Ziel, so schnell wie möglich betrunken zu werden, erreichte ich jedenfalls mit Bravour – und das knallte! Die Wirkung des Alkohols setzte unmittelbar ein. Es gab auch arme Teufel, die sofort nach dem Trinken alles wieder ausspien – das war verpönt!

Wir tranken, sangen und die Stimmung war ausgezeichnet. Der Umgang unter uns war frotzelig und roh, aber auch sehr kameradschaftlich. In der Nacht gab es eine Togaprozession, bei der wir mit Togen aus Bettlaken verkleidet eine römische Prozession imitierten, indem wir grölend und trinkend um den Park zogen. Ja, so war das – an alles möchte und kann ich mich gar nicht erinnern.

Als ein Bungalownachbar uns am nächsten Tag freundlich bat, bitte leiser zu sein, taten wir das aber auch. Und nach dem Wochenende räumten und putzten alle den Bungalow, jeder half mit. Beim Bezahlen gab es keinen Streit, jeder gab seinen fairen Anteil – Ehrensache!

1.3.3 Mein Trink-Buddy Olli

Dort in Belgien hatte ich wie gesagt Olli kennengelernt. Einige Monate später klingelte es Sonntagabends bei mir und Olli stand vor der Tür. Er fragte, ob wir vielleicht eine Fahrgemeinschaft gründen wollten – er war kurz nach mir nach Luxemburg gewechselt. Ich sagte begeistert zu! Unsere Arbeitgeber befanden sich zwar an verschiedenen Standorten, aber die lagen nicht weit auseinander, und da wir beide täglich je 70 km hin und zurückfuhren, machte das absolut Sinn für mich. Deal!

Olli und ich fuhren mit kleinen Unterbrechungen über 10 Jahre miteinander – und es gab keinen Tag, an dem wir beide dabei nüchtern waren. Wir hatten also eine Fahr- und Trinkgemeinschaft und darüber hinaus entstand ein freundschaftliches Miteinander.

Wir galten bald als „Arsch und Kopp", wenn wir unterwegs waren. Neben Olli wirkte ich immer nüchterner, fast schon seriös – und er war der Chaot, der immer etwas übertrieb. Ich schien dabei derjenige zu sein, der ihn vor dem Schlimmsten bewahrte, aber ehrlich gesagt war es oft auch umgekehrt: Mehr als einmal hat Olli mir aus der Patsche geholfen.

Das hier ist meine Trinkgeschichte – und die kann ich unmöglich ohne Olli erzählen. Lange war ich sauer auf Olli und gab ihm die Schuld, wenn ich es mit dem Trinken mal wieder übertrieben hatte – denn eigentlich hatte ich das Trinken ja vermeintlich im Griff, nur mit ihm eskalierte es immer. Er benahm sich einfach immer daneben, wegen ihm lachten die Leute über uns. Er hatte keinen Respekt und er sagte und tat immer Dinge, die etwas zu viel waren.

Die Wahrheit ist aber: Ich war immer mit dabei. Und auch als sich unsere Wege schon längst getrennt hatten, trank ich weiter. Ich stürzte auch ohne ihn ab – zum Trinken brauchte ich keinen Olli: Meine scheinbare Kontrolle war eine Illusion. Zusammen hatten wir zwar oft eine unheilvolle Dynamik, aber alleine hatte ich niemanden, der den Abend beendete – und sei es nur, weil er müde umfiel und einschlief. „Weil der Olli wird ja immer so schnell müde", wie seine Mutter so schön lakonisch gesagt hatte. Wenn Olli einschlief, war der Abend beendet – auch für mich: Alleine hatte ich keine Lust, weiterzuziehen, und weiter trinken konnte ich auch zu Hause.

1.3.4 On Tour mit Olli – verstreute Erinnerungen

1 I Wir entern verbotenerweise den Backstage-Bereich eines Konzertes, um einen exklusiven Blick auf die Sängerin zu erhaschen.

2 I Während der EM 2008 sind wir in Wien unterwegs. Nach dem Spiel Österreich–Deutschland gibt es einen spontanen Trikottausch zwischen einem Österreich-Fan und mir. Dass mein Trikot da schon vollgekotzt ist, bemerkt der Bedauernswerte erst nach der Übergabe. Olli lachte sich schlapp!

3 I In Lüttich erwerben wir bei einem Straßenhändler einen Spaß-Hammer aus Schaumstoff – ganz harmlos! Während die Autos an der Ampel der Straße anhalten, tun wir so, als ob wir mit diesem Spielzeughammer die Autolichter kaputtschlagen. Was eine Gaudi für uns!

4 I Anschließend gehen wir Schaufenster gucken (mit Hammer).

5 I In der Jugendherberge möchte ein Brite Olli am liebsten erwürgen, weil der so laut schnarcht und niemand im Zimmer schlafen kann. Was er da noch gar nicht weiß, ist, dass ich zuvor die Toilette geflutet habe. Was hat sich unser Zimmergast aufgeregt! Seitdem kann ich perfekt auf Englisch fluchen – *bloody hell*!

6 I An der Grenze zu Österreich rennt Olli zum Grenzbeamten und möchte ein „Fickerl". Ich hatte ihn überzeugt, dass dies der Name der Vignette in der Landessprache sei – es heißt eigentlich Pickerl oder so. Hier lachte ich mich schlapp!

7 I In Pilsen kaufen wir das billigste Bier für uns und das teuerste Motorenöl für seinen Skoda. Da wir am Vorabend zu lange in einem Klub abgesackt sind, besteht das geplante Sightseeing in Prag dann nur aus einer Überfahrt über die Karlsbrücke mit dem Auto.

8 I Einer von uns beiden kotzt während eines Konzertes auf den Sitz. Es war zwar nicht Olli, aber der wurde dafür festgehalten, während ich flüchtete.

9 I Olli löste immer unser Dosenbierpfand ein – er kannte alle Annahmestellen und kannte keine Scheu. Ich fand es zwar asozial, mit Bierdosen in der Hand durch die Gegend zu laufen, war aber trotzdem immer der Erste, der Nachschub kaufte.

10 I Wir vermieden stets belgisches Bier, weil es Kopfweh verursacht und schlecht schmeckt – Trinkerehre!

1.4 Droge Alkohol

Alkohol verursacht körperliche, psychische, finanzielle und soziale Schäden. Wie viel Alkohol wir trinken, entscheidet ein Mix aus Genetik, Umgebung und Psyche.

1.4.1 Wer hat denn bitte ein Alkoholproblem?

„Alkohol ist die Volksdroge Nummer 1.
Die Antwort auf die Frage, ob jemand ein Alkoholproblem entwickelt, ist dabei einfacher, als man denkt.
Ab dem Moment, ab dem du alleine trinkst.
Ab dem Moment, ab dem du verleugnest, dass du trinkst.
Ab dem Moment, ab dem du das Trinken versteckst und heimlich trinkst.
Ab diesem Moment solltest du anfangen, dir Gedanken zu machen.
Alkohol ist ein Lösungsmittel. Es löst Familien, es löst Freundschaften, es löst Beziehungen, es löst dich auf.
Aber es löst keine Probleme."

Eine bekannte deutsche Schauspielerin bringt es bei ihrem Auftritt in einer Talkshow sehr gut auf den Punkt.

Abhängigkeit – oder vereinfacht gesagt Sucht – bedeutet mit ihren einzelnen Faktoren ein unbezwingbares Verlangen und einen zeitlich begrenzten Verlust der Selbstkontrolle.

Faktor 1 I Es liegt eine Unfreiheit in der Entscheidung, ob ich Alkohol trinke oder nicht, wenn ich abhängig bin. Der Alkohol aktiviert per Dopamin das Belohnungssystem im Gehirn und wirkt daher besonders perfide. Wenn ich trinke, spüre ich den Rausch der Droge.

Faktor 2 I Alkoholkonsum ist zeitintensiv und ich scheue dabei weder Kosten noch Mühen. Ich trinke immer öfter und der Alkohol wird ein immer wichtigerer Bestandteil in meinem Alltag.

Faktor 3 I Die Alkoholbeschaffung und der Konsum bekommen hohe Priorität und alle Versuche, kontrolliert zu trinken oder alkoholfreie Phasen dauerhaft durchzuhalten, scheitern.

Sind alle diese Faktoren erfüllt, ist aus einer scheinbar guten Gewohnheit zuerst eine schlechte Gewohnheit und schließlich eine Sucht geworden. Der Alkohol führt dabei zu erheblichen, negativen Nebenwirkungen, die nicht erst bei exzessivem Konsum einsetzen.

Der griechische Philosoph Epiktet formuliert es wie folgt:

> *„Der Weinstock trägt drei Trauben. Die erste bringt die Sinneslust, die zweite den Rausch, die dritte das Verbrechen."*

Der sogenannte Cage-Test aus der Einleitung zum Buch hilft zur Orientierung. Es genügt aber auch eine einzelne Frage, um festzustellen, ob ein Alkoholproblem vorliegt:

Würde es mir ohne Alkohol besser gehen?

Ich wusste immer, dass ich viel Alkohol trank, und ich wusste, wenn es viel zu viel war. Allerdings habe ich den Alkohol selber nie als Problem gesehen und versuchte stets, diesen in mein Leben zu integrieren. Das gelang mir mit der Zeit immer schlechter.

Dabei konnte ich immer wieder mal für eine bestimmte Zeit mit dem Trinken aufhören. Und wenn ich wieder anfing zu trinken, dann hatte ich oft gute Gründe dafür wie eine bevorstehende Party, ein Fußballspiel oder eine ähnliche Gelegenheit. Dadurch konnte ich mir immer vormachen, dass alles in Ordnung sei.

Wie der Alkohol immer mehr Platz in mein Leben einnahm, war gleichermaßen schleichend wie beängstigend. Und ist der Alkohol erst mal im Leben angekommen, dann geht er freiwillig nicht mehr weg.

Die Frage ist also relativ leicht zu beantworten: Ja, klar würde es mir ohne Alkohol besser gehen. Aber ich stellte mir diese Frage nicht, solange ich nicht bereit war, mit dem Trinken aufzuhören. Die Frage ergibt so lange keinen Sinn, wie wir nicht bereit sind, die Variable Alkohol aus der Formel zu streichen. Und deshalb trinken wir immer mehr – für mich war es nie genug.

Zurück zur Frage: Würde es mir ohne Alkohol besser gehen? Wenn die Antwort ja lautet und ich trotzdem nicht zu trinken aufhöre, dann habe ich ein Alkoholproblem. Und ja, das hatte ich.

1.4.2 Warum muss ich immer mehr trinken?

Alkohol gilt als Genuss- und Rauschmittel. Es ist in unserer Gesellschaft absolut anerkannt, unter bestimmten Voraussetzungen und bei bestimmten Anlässen Alkohol zu sich zu nehmen und zu konsumieren, wobei der Konsens gilt, verantwortungsvoll zu trinken. Dabei soll der Alkohol verschiedene Funktionen erfüllen. Er ist gesellschaftliches Schmier-, Hilfs- und Lösungsmittel. Alkoholkonsum ist eine Bewältigungsstrategie und Alkoholtrinken gilt als gesellig. Wie viel jemand trinkt, gilt als Privatsache.

Der verursachte Rausch wird zu Beginn als angenehm empfunden. Der Alkohol sorgt für Endorphine und wir fühlen uns gut. Das Belohnungssystem im Gehirn wird aktiviert und alle Synapsen schreien laut hurra. Und genau deswegen trinken wir Alkohol.

Dieser erst mal angenehmen Hauptwirkung folgt eine unerwünschte Nebenwirkung: Dem Stimmungshoch folgt der sogenannte Kater. Der Kater wird billigend in Kauf genommen.

Je öfter und je mehr Alkohol konsumiert wird, umso kürzer wird der Rausch und umso länger und heftiger der Kater. Die Gereiztheit, die Unlust und die Stimmungsschwankungen folgen prompt hinterher – dies ist ein Merkmal aller Suchtmittel.

Das hat zur Folge, dass immer mehr Alkohol getrunken werden muss, um den positiven Rausch zu erleben. Und die unangenehme Nebenwirkung kann durch immer häufigeren Gebrauch reduziert werden. Ich sagte dementsprechend oftmals: „Jetzt ein Konterbier!" Dies begünstigt die Sucht.

Hieraus und aus der Gewöhnung folgt eine Erhöhung der Toleranz. Der Körper wehrt und wappnet sich gegen das Gift Alkohol. Durch die Gewöhnung des Körpers und die Bildung von Kampfenzymen gegen den Alkohol muss wiederum immer mehr Alkohol getrunken werden, um die gewünschte Rauschwirkung zu erzielen.

Mit der Zeit vertrug ich immer mehr Bier und Wein – und musste also immer mehr trinken, um betrunken zu werden. Je mehr mein Körper sich wehrte, umso mehr musste ich trinken, denn ich wollte den Rausch; für weniger trank ich nicht. Oder, wenn ich mich hierzu selber zitiere: „Für ein Bier fange ich gar nicht erst an, zu trinken. Das lohnt sich nicht!"

Der langen Rede kurzer Sinn: Je kontrollierter ich trank, umso mehr verlor der Alkohol seine Wirkung. Die Alternative war, noch mehr zu trinken – mit allen Konsequenzen, Risiken und Nebenwirkungen! – oder: Schluss mit Alkohol! Und damit verbunden die Chance auf ein nüchternes, selbstbestimmtes und erfülltes Leben.

1.4.3 Die Sache mit dem Aufhören

1 I Im Restaurant

„Holen wir dazu einen halben Liter Rotwein, Marco?"
Endlich! Ich dachte, er fragt nie. Wir sitzen zu Mittag in einem französischen Restaurant. Im Normalfall starteten wir mit einen halben Liter Rotwein für uns beide zusammen. Jetzt bestellt mein langjähriger väterlicher Freund und Mentor Gustav die Runde.

„Und zwei Flaschen Rosport Blue!" Das ist übrigens bestes natürliches Quellwasser aus einem kleinen Ort im Großherzogtum Luxemburg. Mein Gegenüber zwinkerte mir zu. „Soll ja nicht zu sehr nach Saufen ausschauen."

Gustav ist ein Genussmensch. Das Glas Wein gehörte für uns beim Essen zur Auszeit und Entspannung mit dazu und der erste Schluck wurde immer zelebriert: Einer von uns beiden reckte seinen Riechkolben über den Wein und tat so, als ob er riechen könne, wie gut der Wein ist. Gustav war Weinkenner und wahrscheinlich bemerkte er sogar einen Unterschied zwischen gut und schlecht. Ich selber aber gab immer – ganz egal, was für ein Geruch in meine Nase stieg – ein lautes, überzeugtes „Hmmmmm, ausgezeichnet!“ von mir.

Gustav und ich aßen, sprachen und tranken beim Mittagessen. Und ich merkte oft, wie ich unruhig wurde, wenn mein Glas dann zunehmend leerer wurde und ich begriff: Für heute war es das – kein Wein mehr! Wir haben genug getrunken und dürfen nicht mehr. Dann war dieses Ziehen im Magen da, dieser fordernde Impuls: „Will mehr haben!“ Es war eigentlich nie genug für mich, nur ein Glas Wein zu trinken – aber hey! Dann gibt es dazu ja noch ein Glas Wasser. Es sieht doch sonst eh zu sehr nach Sauferei aus.

2 I Bei einer Wrestling-Veranstaltung in Oberhausen

„Zwei Getränke Mindestverzehr!“, steht auf dem Ticket. *Geht klar*, denke ich, *das ist ja praktisch!*

Ich bin in Oberhausen bei einer Wrestling-Veranstaltung mit Show-Kämpfen. Der Veranstalter hat ein Agreement mit der Halle: Er zahlt keine Miete, dafür darf der Veranstalter von jedem Zuschauer 6 Euro für zwei Getränke verlangen. Zwei Getränke hieß für mich zu dieser Zeit übersetzt: Zwei Bier – klaro! Kein Problem!

Ich bin oft bei diesen Veranstaltungen und zwei Bier reichten mir nie – zumindest nicht für den ganzen Abend, oft nicht mal für einen Kampf. Ich hatte viele Besuche, bei denen ich trank, bis mein Geldbeutel – Cash only! – leer war und manche Abende, an denen ich mehr Geld für Getränke als für das eigentliche Ticket ausgab. Ich trank Bier – und auch hier war es nie genug! Ich konnte nicht aufhören, zu trinken.

3 I Im Fußballstadion

Beim Fußball ist es einfach: zwei Bier, eines für jede Halbzeit. Oft klappte das – insbesondere dann, wenn wir in der Gruppe unterwegs waren. Und abgesehen von den Bieren beim Treffen und beim Parkplatz, vom Siegesbier und vielen mehr. Wir waren sehr kreativ, wenn es beim Fußball darum ging, Anlässe zu finden, noch ein Bier zu trinken.

Ich erinnere mich auch an ganz schlimme Spiele, bei denen ich schielen musste, um noch etwas vom eigentlichen Spiel zu sehen – so rotzevoll war ich bereits! Und daran, dass ich irgendwo stürzte und am nächsten Tag blaue Flecken und kaputte Klamotten an mir bestaunte. Beim Fußball war das Spiel für mich unwiderruflich mit Biertrinken verbunden, es war auch hier nie genug.

Vor dem Anpfiff nahm ich mir immer vor, das Spiel zu genießen: „Nur ein Bier diesmal", sagte ich mir. „Das geht doch, Marco. Du hast das im Griff!" Und es kam fast jedes Mal die Erkenntnis: Nein, ich hatte es nicht im Griff. Daran änderte auch nichts, dass ich nach Treffern meiner Mannschaft jubelte und im Stadion gerne sang: „Schallaala schallala ... So sehen Sieger aus! Schallaala schallala!"

Das erste Glas beim Trinken war nie das Problem – aber jedes folgende Glas und das rechtzeitige Aufhören. Ich konnte mit dem Trinken nicht mehr Stoppen – und genau das ist auch ein Merkmal, das aussagt: Ich bin süchtig.

Jetzt trinke ich gar nicht mehr und muss somit auch nicht damit aufhören. Und das Gute ist: ICH MÖCHTE ENDLICH NICHT MEHR TRINKEN!

Ich habe immer mehr getrunken, sobald ich einmal mit dem Alkohol angefangen hatte – und das geschah immer häufiger. Alkohol als Droge funktionierte und ich hatte keine ernsthafte Chance gegen die Mechanismen im Körper: Ich war süchtig nach dem Zeug.

Im Kopf verband ich schöne Erlebnisse mit dem Alkohol, aber erst heute verstehe ich: Alles, was betrunken schön war, ist nüchtern noch viel schöner. Zum Beispiel mit Freunden zusammen sein oder zum Fußball gehen – ich weiß es, denn ich habe es mittlerweile nüchtern erlebt. Und es war richtig gut! Dieses gute Gefühl kommt auch ohne Alkohol – sofern es passt.

Es gibt Personen und Veranstaltungen, die sind ohne Alkohol nicht mein Ding: Kämpfe in Oberhausen schaue ich nicht mehr, denn der Kampf war nur Alibi fürs Trinken: Ohne Trinken habe ich kein Interesse am Kampf. So weit, so logisch – und auch das gehört dazu.

Mit der Abstinenz änderten sich einige Gewohnheiten und Hobbies – und auch das Umfeld, mit dem ich zu tun habe. Einige Menschen gingen, neue Bekanntschaften kamen hinzu, manche Leute tauchten aus der jahrelangen Versenkung wieder auf – weil ich bereit war und sie sah. So habe ich viele alte Bekanntschaften wieder aufgefrischt und neue wunderbare Menschen für mich entdeckt.

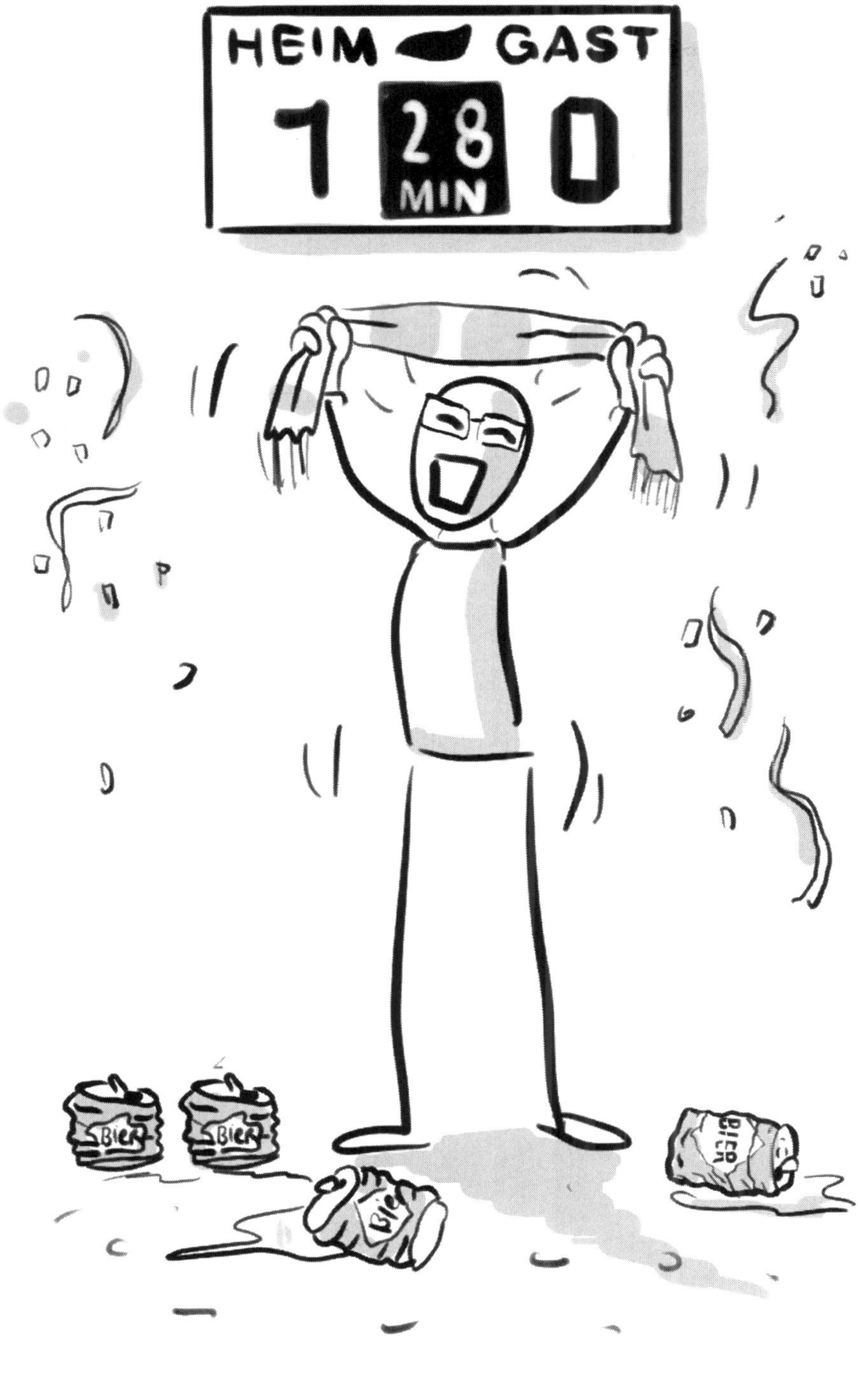
HEIM GAST
1 28 MIN 0
BIER
BIER
BIER
BIER

1.4.4 Wann erkennst du, dass du ein Alkoholproblem hast? (2)

1 I Du trinkst vor einer Party, um in Stimmung zu kommen, und trinkst auf der Party selber wenig oder nichts, damit keiner denkt, du hättest ein Alkoholproblem. Zu Hause angekommen, trinkst du wieder weiter, um zu entspannen und runterzukommen.

2 I Beim Mittagessen musst du mit dem Wein warten, weil die anderen einfach immer zu langsam trinken. Dein Glas ist bald schon leer und du überlegst, wann es okay ist, die nächste Runde zu bestellen.

3 I Auf dem Konzert verabschiedest du dich kurz bei deinem Kumpel, um dich zu erleichtern - und auf dem Weg zurück trinkst du schnell ein oder zwei Biere auf ex. Danach kommst du zurück, als ob nichts gewesen ist.

4 I Du zahlst im Musical 6 Euro für ein Bier und 10 Euro für ein Glas Sekt, ohne mit der Wimper zu zucken. Das Programmheft für 5 Euro ist dir aber zu teuer.

5 I Du schmuggelst früh morgens dein Leergut aus dem Haus, damit die Nachbarn nicht sehen, wie viel Alkohol du wirklich trinkst. Dabei verwendest du nach Möglichkeit blickdichte Tüten.

6 I Du weißt, dass Weine aus Österreich einen praktischen Drehverschluss haben. Und im Fall des Falles weißt du auch, wie du eine verkorkte Weinflasche ohne Korkenzieher öffnen kannst.

7 I Du kennst alle regionalen Biersorten und weißt genau, wie sie schmecken.

8 I Du kannst auf Spanisch eigentlich nur „Hola“ sagen, aber natürlich in perfektem Spanisch dein Bier bestellen.

1.4.5 Der Durst hört einfach nicht auf

Ich trank in meinem Leben immer wieder Alkohol – und die Situationen, in denen ich durch meinen Alkoholkonsum negativ auffiel, häuften sich. Trotzdem hörte ich mit dem Trinken nicht auf, ganz im Gegenteil: Nun begannen die feuchtfröhlichen Jahre, die mir im Nachhinein gar nicht mehr so lustig erscheinen.

1.5 Lach- und Schießgesellschaft

Zu dieser Zeit fand ich so ziemlich alles „zum Schießen“, also zum Lachen. Und ich fing an, die Menschen nach ihrem Alkoholkonsum zu unterscheiden: Hier waren die Leute, die tranken und Spaß hatten – und dort die Langweiler! Diese Spießer erschienen mir furztrocken, weil sie keinen Alkohol tranken.

1.5.1 Spießer und Spießgesellen

10 years ago:

„Was für Spießer!“

„Was für 'ne Streberbande!“

„Genau! Diese Bausparer!“

Das waren ultimative Beleidigungen, wie Olli und ich sie oft gebrauchten. Wir lachten uns kaputt und prosteten uns im Auto mit Dosenbier zu. Herrlich!

Wir – mein Trink-Buddy Olli und ich – sind wieder auf Tour. Wir haben Feierabend und sind unterwegs zum Geburtstag von einem meiner Spießerkumpels, nämlich Happy. Happy hatte mich zu sich nach Hause eingeladen – Olli war nicht eingeladen, aber so eng sahen wir das nicht. Für solche Kleinigkeiten haben wir uns nie interessiert. Was sollte er schon machen? Uns rauswerfen? Na ja, fast: Er warf uns zwar nicht raus, aber seine Frau tat es!

Aber von vorne: Es fing schon mit dem Geschenk an. Ich hatte es die ganze Zeit versäumt, ein Geschenk für Happy zu besorgen, und hatte auch eigentlich gar keine Lust, zu seinem Geburtstag zu gehen. Ich kannte diese Art von Geburtstagen: Alle sitzen brav beisammen und erzählen ihre kreuzbraven Spießer-Geschichten. Welche Rasenmäher sind die besten, wo gibt es das beste Gemüse und wie werden Spareribs am besten gegrillt? Das hat mich nie so richtig interessiert – und somit interessierten mich auch die Leute nicht, die sich stundenlang darüber unterhalten konnten.

Aber an diesem Tag war ich zum Glück nicht alleine: Meine treue Fahrgemeinschaft, Olli und ich, waren unterwegs – und wir waren wahnsinnig witzig und unterhaltsam. So hatte Olli auch direkt eine spontane Idee für ein Geschenk: „Warte mal. Da ist die Tanke!"

Eine Flasche Sekt, ein paar Rubbellose und als Gag dazu noch ein Erotikmagazin mit dem Titel „Freche Amateurinnen und reife Frauen – auch in Ihrer Nachbarschaft!" Das war echt übel: kein Hochglanz, es war ein richtiges Schmuddelheftchen. Dagegen war die Praline, die ich von früher kannte, ein literarisches Meisterwerk. Und die Fotos erst – skurril! Auf ihre Art ist ja wirklich jede Frau schön – aber hier hatte es der Fotograf geschafft, sie alle komplett unvorteilhaft abzulichten.

Was ich mir dachte war trotzdem: *Was für ein tolles Geschenk!* Meine Überzeugung war: *Je schräger, umso besser!*

Wir kamen dann schließlich schon rotzevoll an – natürlich viel zu spät, das Geburtstagsessen war schon lange serviert und wieder abgeräumt; es gab nur noch Dessert. Na ja, zumindest etwas Zucker! Und der Abend nahm seinen Lauf.

Olli weigerte sich standhaft, zum Rauchen auf den Balkon zu gehen. Es war schließlich Dezember und sehr kalt draußen. Und so rauchte er trotz der Proteste aller Anwesenden im Wohnzimmer. „Ich rauche hier direkt am Fenster und puste den Rauch nach draußen, das merkt ihr gar nicht!", meinte er.

Dann fragte Olli ein Pärchen, wann sie das letzte Mal Sex gehabt hätten. „Dein Freund sieht ja so aus, als ob er dafür jedes Mal einen Termin im Kalender einträgt." Das wurde noch freundlich weggelächelt – ich selbst fand es megawitzig. Tatsächlich schreckten wir die Runde nicht nur damit auf – insbesondere auch das „Erotikmagazin" sorgte für Aufsehen.

An sich war ja angedacht gewesen, dass wir so ungefähr drei Stunden da sein würden – der Abend endete für uns jedoch abrupt: Katja, die Freundin unseres Gastgebers und Geburtstagskindes, komplimentierte Olli und mich hinaus.

„Seinem Onkel hat unser Erotikheft aber gut gefallen", meinte Olli hinterher. Wir schüttelten uns vor Lachen und hielten uns die Bäuche. Die

Erinnerung, wie der etwas betagtere Herr seine Brille anhob, um die Bilder mit den Frauen besser zu erkennen, und dabei riesengroße Augen bekam – unbezahlbar!

Hach, waren wir lustig – das fanden zumindest wir. Wie enttäuscht mein Freund Happy über mein Verhalten an diesem Abend war, erzählte er mir später. Seine bessere Hälfte Katja ließ uns freundlich ausrichten: „Sag den beiden Arschlöchern, das war scheiße!!" Immerhin lautete ihr Urteil: „Marco darf auf Bewährung wiederkommen, aber ohne den anderen Suffkopp!" – Olli hatte damit jetzt Hausverbot.

Heute, nach einem Jahr Abstinenz, bestätigt sich im Jahr 2020 für mich, was ich schon immer über mich vermutet habe und nie hatte wahrhaben wollen: Ich bin selber ein Spießer!

Ja, das bin ich – und am liebsten verbringe ich meine Zeit zu Hause.

Ich bin tatsächlich froh über jeden Tag, den ich in den eigenen vier Wänden sein kann. Corona ist 2020 sehr präsent und hat das öffentliche Leben stark eingeschränkt. Aber auch ohne Corona brauche ich keine Ablenkungen, sinnlosen Spaß oder Saufpartys. Ich muss auch nicht mehr auf jedes Konzert.

Seit ich abstinent bin, hat die Zeit zu Hause unheimlich an Reiz und Qualität gewonnen. Wenn es mir langweilig wird, dann werde ich kreativ. Ich erledige zu Hause Dinge, die ewig liegen geblieben sind; dann mache ich es mir schön gemütlich und entspanne einfach. Ja, ich bin gerne langweilig!

Um das zu erkennen, musste ich erst nüchtern werden. Wenn es darum geht, wie man das Zuhause am besten einrichten kann und was es da alles gibt, finde ich das mittlerweile mega interessant. Her mit solchen Gesprächen! Wir Spießer kennen uns in Sachen neue Grills, Pflanzen oder Kochen richtig gut aus – und ich lerne immer mehr dazu.

Solche Dinge wie Spazierengehen, raus in die Natur oder auch einfach auf dem Balkon sitzen war für mich so etwas von 70er- oder 80er-Jahre-Spießbürgertum, wie es meine Eltern zelebrierten. Tatsächlich sehe ich es jetzt als meine Freiheit, das zu tun, was gut für mich ist und wobei ich Erfüllung finde. Und genau das ist es, was ich wirklich in meinem Leben möchte: Sicherheit, Zufriedenheit und Frieden.

Der heimische Balkon ist einer meiner neuen Lieblingsorte – Urlaub machte ich folgerichtig dieses Jahr auf Balkonien. Balkonien – was für ein herrlicher Spießerbegriff! Und was für ein herrlicher Ort!

1.5.2 Happy und die Spießer-Hochzeit

Mai 2010:

Im Jahr 2010 verfolgten mein Kumpel Happy und ich regelmäßig die Spiele des FC Bayern München in der Champions League. Wir wussten, dieses Jahr könnte es was mit dem Sieg in der Königsklasse werden. Wir sahen, wie der FC Bayern sich in der Vorrunde souverän unter anderem gegen Juventus Turin durchsetzte. Wir zitterten uns im Achtelfinale gegen die Florentina weiter. Das Viertelfinale gegen Manchester United war genauso knapp, das Halbfinale gegen Lyon dagegen schon deutlicher. Und zack, schon war Bayern München im Finale!

Happy und ich hatten jedes Spiel der Bayern in der Champions League gesehen und ich war megaheiß auf das Finale. Zwar waren wir beide keine eigentlichen Bayern-Fans, aber international drückten wir immer den deutschen Teams die Daumen – ist doch Ehrensache!

Bayern hatte damals den granteligen Holländer Louis van Gaal als Trainer, der mit seinen Maßnahmen den halben Verein gegen sich aufbrachte und Bayern München auf links drehte. Er war der Trainer, der einen jungen Stürmer groß herausbrachte, der damals noch komplett unbekannt war und später Weltkarriere machen sollte. Van Gaal meinte: Thomas Müller spielt bei mir immer! Ribery und Robben spielten verletzungsbedingt nie oft gemeinsam, aber einer war immer am Start und wirbelte die gegnerischen Abwehrreihen durcheinander. Im Mittelfeld waren der aggressive Leader Mark von Bommel und das Eigengewächs Bastian Schweinsteiger diejenigen, die Regie führten und grätschten. Vorne rannte unermüdlich Ivica Olic. Hinten links war Philipp Lahm zu Hause und im Tor war Hans Jörg Butt, das machte den Finaleinzug noch eindrucksvoller. Schließlich war er kein Topklasse-Torwart – er konnte aber Elfer schießen!

Ich schreibe deshalb so detailliert, weil ich wirklich drin war in dieser Runde. Bayern spielte offensiven, herzerfrischenden Fußball und ich wollte unbedingt das Finale sehen.

Happy hatte ich bei einem Weinabend kennengelernt und mochte seine joviale Art und ansteckend gute Laune sofort. Und da ich keine Mehlallergie hatte, störte mich auch nicht, dass er Bäcker war. Wir waren auf jeden Fall beide restlos fußballbegeistert! Und dann kam dieser Tag mit Happy: Er gab mir den Umschlag: Einladung zu seiner Hochzeit am 22. Mai – zum Finale!

„Wie, du heiratest am 22. Mai? – Das geht doch nicht! Da ist Champions-League-Finale!“

Happy zuckte mit den Achseln. Seine Frau hätte den Termin mit ihm ausgesucht. Aber ich käme doch, oder? – Ich sei herzlich eingeladen, meinte er, und er würde sich schon sehr freuen, wenn ich komme.

Danke auch! Ich war richtig fuchsig. Aus heutiger Sicht war das natürlich verrückt – fußballverrückt. Ich fragte mich damals ernsthaft, warum wir alle Spiele der Bayern angeschaut hatten, um dann ausgerechnet beim Finale zu fehlen. Ich war sehr unglücklich mit diesem Termin, aber trotzdem würde ich natürlich zur Hochzeit gehen – Happy war einer meiner langjährigsten Kumpels.

Ich hatte zwar nie zu seiner gutbürgerlichen Clique gehört, mit der er meistens seine Freizeit verbrachte, aber dennoch schafften wir beide es immer wieder, gemeinsam Zeit miteinander zu verbringen. Meistens war es der Fußball, der uns verband – dabei waren wir aber nur selten im Stadion. Im Borussiapark verlor mein Team immer, wenn Happy dabei war, und ihm war das sichtbar egal – er lachte immer. Beides kam mir verdächtig vor. Beim Handball der Miezen in Trier war das anders, da ging er voll ab mit seiner Trommel! Aber was die Champions League angeht, da waren wir uns vollkommen einig: Let's go FC Bayern!

Meine Laune vor dem Hochzeitstermin verbesserte sich auch nicht, als mir Happy von der Gästeliste erzählte: Ich kannte kaum jemanden. Außerdem erklärte er mir, dass es auf der Hochzeit definitiv keine Übertragung des Finales geben würde. Das war mein letzter Strohhalm gewesen, nun war auch diese Hoffnung endgültig weg – kein Finale auf der Hochzeit! Aber warum das denn? Hatte er denn gar kein Fußballherz? –

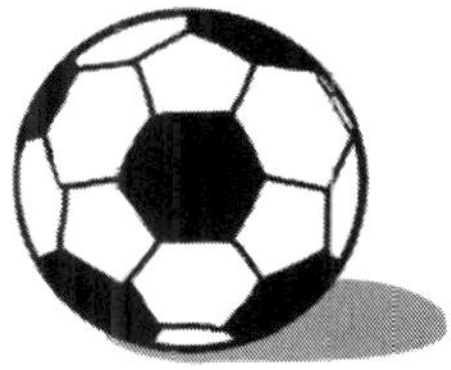

Wieder schob er seine Frau vor: Sie meinte, das würde zu sehr ablenken und die Hochzeit stören.

Rückblickend war das natürlich ein valider Punkt und heutzutage wäre das auch gar kein Thema für mich – zumal es mittlerweile technisch komplett andere Möglichkeiten gibt: Wer möchte, kann heute jederzeit und überall Fußball live streamen, auch auf dem Smartphone. Damals war das aber noch Zukunftsmusik und ich schreibe auch nur, was ich damals wirklich dachte – aus der Sicht eines Fußballfans: Mir war das Finale echt wichtig!

Jetzt rede ich aber am eigentlichen Punkt vorbei. Das Fußballfinale war eine Sache, der wahre Grund meiner Sorge war aber ein anderer: Die Veranstaltung sollte schon nachmittags beginnen und bis zum späten Abend andauern – und ich kannte fast niemanden. Happys Familie kannte ich nur vom Sehen und die Clique kannte ich von verschiedenen Treffen, aber richtig warm waren wir nie miteinander geworden. Dann kannte ich noch 2–3 Leute aus dem Umfeld – that's it! Olli war zu meinem Bedauern natürlich nicht eingeladen. Happy erklärte mir, er hätte ihn ja gerne mit eingeladen, aber seine Frau sei dagegen gewesen. Na klar! Das glaubte ich ihm sogar. Ich wusste, dass Olli bei ihr schon mehrfach negativ aufgefallen war.

Mit Olli vereinbarte ich, dass er mich von der Feier so schnell wie möglich abholen und erlösen würde. Es wäre unhöflich, vor dem Essen zu gehen, das war mir klar. Das Essen kostete ja auch ein Schweinegeld, wie Happy betonte. Olli nahm das Spiel der Bayern für mich auf. Da es keine Übertragung gab und ich damals auch kein Smartphone besaß, würde ich das Spiel als Aufzeichnung anschauen müssen, bevor ich das Ergebnis irgendwoher erfuhr. Da ich auf der Hochzeit kaum Leute kannte, war es unwahrscheinlich, dass es mir jemand verraten würde, und auch Olli schwor, mir das Ergebnis vorher nicht preiszugeben. Er würde das Spiel zu Hause schauen, während ich auf der Hochzeit war. Ich beneidete ihn.

Nachmittags kam ich auf dem Gelände des Schlosses an – es ging los! Draußen war bestes Wetter, der Himmel war blau und die Sonne leuchtete vom Himmel. Happy begrüßte mich und stellte mich einigen seiner Leute vor. Ich unterhielt mich sogar ganz gut mit ihnen. Dann verabschiedete sich aber der Großteil der Clique, um für das Hochzeitspaar noch einige Überraschungen für später vorzubereiten. Man wünschte mir weiterhin viel Spaß und meinte, wir sehen uns später.

Ich begrüßte die übrigen Gäste, die ich kannte, aber nach etwas höflichem Smalltalk waren die Gespräche jeweils nach fünf bis zehn Minuten beendet. Dann versuchte ich, mit den anderen Gästen ins Gespräch zu kommen, aber allseits herrschte höfliches Desinteresse – nach meinem damaligen Empfinden wurde ich ignoriert. Und der Typ, der Happys Junggesellenabschied organisiert und mich dabei „vergessen" hatte, drehte sich zur anderen Seite, als er mich sah. Toll!

Happy war als Gastgeber sehr beschäftigt und kümmerte sich um alle Gäste – ich verstand, dass er keine Zeit für mich hatte. Inzwischen war es halb vier nachmittags. Wir waren draußen und es war heiß. Mein Handy – ein altes Teil, mit dem man nur SMS schreiben und telefonieren konnte – zeigte mir, dass es noch Stunden dauern würde, ehe das Essen begann, nach dem ich endlich gehen konnte. Ich schrieb mit Olli einige SMS hin und her. Er tat sein Bestes, mich bei Laune zu halten, und versicherte mir, dass er das Spiel definitiv für mich aufnehmen würde. Und wenn ich von der Hochzeit wegwolle, komme er mich jederzeit abholen.

Nein, ich wollte durchhalten. Ich wusste die Einladung zu schätzen – wahrscheinlich war dies sogar ein Detail der Hochzeit, bei dem Happy sich gegen seine Frau wirklich mal durchgesetzt hatte. Ich war doch nur sein Kumpel und hatte kaum Verbindung zu ihr oder dem Rest der Gäste. Und genau so fühlte ich mich auch: nicht verbunden, fehl am Platz, isoliert. Mein Anzug war außerdem zu groß und passte mir genauso wenig, wie ich zu der Gästeliste und zu dieser Hochzeit passte. Offen gesagt: Nie in meinem Leben davor oder danach habe ich mich einsamer und trauriger gefühlt als an diesem Tag. Und ich gab mir selbst die Schuld dafür – ich schämte mich. Und dann kam der Absturz!

Nach der Hochzeit stellte Happy mich dafür zur Rede und erklärte mir wieder mal, wie enttäuscht er von meinem Verhalten und Benehmen am Hochzeitstag sei. Ich sagte ihm, ich hätte den Alkohol nicht vertragen – und das stimmte tatsächlich! Ich hatte zuvor eine ziemlich lange Zeit, ganze 12 Wochen, weniger als sonst getrunken – und die Sonne hatte den ganzen Nachmittag über ungehindert auf meine schon damals sehr lückenhafte Haartracht geknallt. Das war tatsächlich alles nicht gelogen – aber trotzdem erklärt es nicht den Absturz, den ich an diesem Tag hinlegte.

Was war passiert? Ich hatte einen guten Eindruck hinterlassen und nicht zu viel trinken wollen – aber an diesem Tag stürzte einfach alles auf mich ein: Hunger – ich wartete auf das Abendessen! Ärger – ich wollte dieses Fußballspiel sehen! Langeweile – Ich wusste nicht, was ich tun sollte! Einsamkeit – Ich kannte niemanden!

Ich fühlte mich elend und so tat ich, was ich immer tat: Ich trank – und ich trank alles, was ich kriegen konnte. Nie habe ich dringender einen Drink gebraucht! Ich trank Alkohol in allen verfügbaren Varianten – Sekt, Wein und Bier – anfangs langsam, dann immer mehr und immer schneller. Als ich draußen gerade Anschluss fand, gingen alle nach drinnen – jetzt sollte das Essen kommen. Aber es verzögerte sich.

Ich kann mich nicht an alles erinnern – es gab jedenfalls eine denkwürdige Malperformance von mir. Die Gemeinschaftsaufgabe für ein Hochzeitsbild, bei dem jeder Gast ein kleines Feld auf einer Riesenleinwand ausfüllen sollte, setzte ich tatkräftig um: Ich spritzte und platschte begeistert mit den bereitgestellten Farbeimern. Wer braucht schon Pinsel? – Alles, was ich brauchte, waren mein Herz und meine Finger, die ich tief ins Rot tauchte und anschließend auf der Leinwand verewigte.

Dann wollte ich tanzen, was wirklich keine gute Idee war: Erstens kannte ich nicht die Schritte für irgendeinen Tanz, und zweitens war mir eh schon jedes Gefühl für Takt und Rhythmus abhandengekommen. Was im Dunkeln einer Großraumdisko vielleicht okay ist und nicht auffällt, gilt nicht für die kleine Tanzfläche einer kreuzbraven Hochzeitsgesellschaft. Meine Hampelei wurde von allen Beteiligten als sehr unangenehm empfunden und ich war auch sehr aufdringlich – natürlich wollte ich nicht alleine tanzen! Zumindest am Anfang fand ich noch mutige Tanzpartnerinnen, aber das hatte bald ein Ende! Zwar gelang es mir mitunter noch, welche auf die Bühne zu ziehen, aber die meisten der holden Damen brachten sich bald vor mir in Sicherheit – und genug Abstand zwischen sich und die Tanzfläche.

Und dann habe ich mich übergeben. Nicht beim Tanzen, wobei die viele Bewegung mir sicher nicht geholfen hat, meinen Mageninhalt bei mir zu behalten. Ich schaffte es immerhin noch rechtzeitig aufs Männerklo.

Anschließend habe ich mir bei der Hochzeitsband „Nothing Else Matters“ von Metallica gewünscht – und bekommen! Das passte zwar nicht wirklich, aber ich gab einfach so lange keine Ruhe, bis sie den Song spielten. Und danach habe ich mich dann nochmals übergeben – wo, weiß ich nicht. Allerdings hatte sich mein erstes „Malheur“ bereits herumgesprochen – ich hatte wohl auf der Herrentoilette nicht alle Überreste beseitigt und die Liste der Verdächtigen war sehr kurz!

Tatsächlich rief ich dann endlich Olli an, dass er mich abholte. Er kam, begrüßte Happy und drückte ihm beim Gratulieren einen Geldschein in die Hand. Damit hatte Olli sich dann doch noch selber zur Hochzeit eingeladen – was für ein raffinierter Hund! Ich war begeistert und erleichtert, dass Olli endlich da war und den Abend für mich rettete.

Olli kam just in dem Moment, als irgendwelche Bayernfans unter den Gästen laut schrien, weil sie das Ergebnis des Finales erfahren hatten. Und dann sagte Happy mir auch noch persönlich, wie das Finale ausgegangen war – er wusste ja, wie wichtig mir das Spiel war: Bayern München hatte verloren.

Nein! Nein! Nein! Ich war den ganzen Tag auf dieser für mich so dämlichen Hochzeit isoliert und alleine gewesen; keine Sau hatte mit mir gesprochen. Aber ich hatte immerhin gute Chancen, die Aufzeichnung des Spiels zu sehen – und zwar ohne zu wissen, wie es ausgehen würde. Und dann das! Das Ergebnis des Spiels war das Einzige an diesem Tag, was ich nicht wissen wollte. Und als ob der Tag für mich nicht schon schlimm genug gewesen wäre, wurde mir nun auch das noch genommen – verdammt! Noch wütender als die Niederlage machte mich, dass ich es jetzt doch vorher erfahren hatte. Ich war enttäuscht und wütend – und vom Trinken kaputt und müde.

Kurze Zeit später schnappte mich Olli, um mich nach Hause zu fahren. Ich war sternhagelvoll und gerade jetzt hätte ich noch etwas bleiben wollen – ich hatte endlich Betriebstemperatur erreicht und hätte nun locker noch bis zum Morgen bleiben können! Und jetzt sollte ich auf einmal gehen? Was war denn hier los?

Nachher erzählte Olli mir, dass Happy ihn gebeten hatte, mich sofort heimzufahren. Olli meinte, Happy hätte wohl Angst vor seiner Frau gehabt – aber wie auch immer, es war die richtige Entscheidung gewesen.

Ich schämte mich nachher für mein Verhalten. Aber dass Happy mich heimgeschickt hatte, milderte zumindest ein wenig meine Schuldgefühle. Nach meinem damaligen Empfinden dachte ich: *So etwas tut doch kein echter Kumpel, oder? Erst die Sache mit dem Termin und dann das!*

Ich übernachtete bei Olli auf dem Sofa und schlief direkt ein. Am nächsten Morgen schaute ich endlich trotzig das Finale der Champions League. Bayern München hatte 0:2 verloren – das Wochenende war gelaufen!

Ich habe in diesen Zeilen meine Erinnerung geschildert – mit allen Gefühlen und Gedanken, wie ich sie damals empfand. Aus heutiger Sicht sind diese Zeilen für mich schwer ertragbar. Meine Reaktion auf Kritik war damals nur Trotz und keine wirkliche Einsicht. Die Hochzeit wurde mir später von sämtlichen Beteiligten, zu denen ich noch Kontakt hatte, immer wieder aufs Brot geschmiert. Ich war auch schon auf ganz anderen Hochzeiten, wo mein Verhalten nicht so aufgefallen wäre – aber das macht es natürlich nicht besser. Und auch nach diesen anderen Hochzeiten hatte ich jedes Mal ein schlechtes Gefühl gehabt.

Auf Happys Hochzeit hatte ich ein so großes Bedürfnis, Alkohol zu trinken, dass ich einfach nicht mehr stoppen konnte. Obwohl ich heute weiß, warum und mir klar ist, dass auch dies ein typisches Suchtverhalten war, fühle ich mich schuldig. Es schmerzt mich vor allem, zu erkennen, wie sehr andere unter mir und meinem Trinkverhalten gelitten haben.

Dass ich an diesem Abend so unmäßig viel getrunken hatte, konnte ich mir lange nicht verzeihen, und für mein Verhalten auf dieser Hochzeit habe ich mich jahrelang sehr geschämt. In diesem Mai 2010 hatte ich einen meiner persönlichen Tiefpunkte mit Alkohol. Trotzdem vergingen noch Jahre, ehe ich den Kern des Problems erkannte. Und dann dauerte es noch mal eine ganze Weile, bis ich etwas daran änderte.

1.5.3 Selbst/-vertrauen versus Alkohol

Alkohol gilt als Mutmacher: „Sich Mut antrinken" hat jeder schon mal gehört. Das klingt doch auch nett, oder? Aber wie passt es dazu, dass der

Alkohol das Selbstwertgefühl des Trinkenden angreift und sein Vertrauen und Selbstvertrauen zersetzt? So war das zumindest bei mir.

Wie oft habe ich angetrunken und betrunken Dinge gesagt oder getan, für die ich mich hinterher hätte ohrfeigen können oder einfach nur schämte! Verdammt noch mal, das geschah viel zu oft, und damit habe ich das Vertrauen anderer verloren. Und – was mindestens genauso schlimm ist: Ich habe das Vertrauen in mich selbst verloren.

Wir Menschen sind Meister der Selbsttäuschung und Verharmlosung: Aus jeder Episode lässt sich eine lustige Trink-Anekdote dichten oder ein legendäres „Weißt du noch?" – oder wir schweigen es einfach weg. Ich bin ehrlich froh, mich gar nicht an alles erinnern zu können, was geschehen ist.

Was meiner Meinung nach aber noch viel fataler ist: Es gab so viele Tage, an denen ich mir vorgenommen hatte, nicht oder nur kontrolliert zu trinken – das klappte aber nur selten.

Ich sehe das Selbstvertrauen symbolisch wie eine große Zielscheibe. Diese Zielscheibe hat Ringe, in der Mitte ist das Ziel mit der höchsten Punktzahl. Und an jedem Tag, an dem es mit dem Nicht-Trinken nicht klappte, war das wie ein kleiner Pfeil auf mein Selbstvertrauen. Mit jedem Pfeil, den ich mit dem Trinken auf die Scheibe warf, nahm mein Selbstvertrauen ab – und manche Tage waren in diesem Sinne beste Volltreffer: Hier traf ich mein Selbstvertrauen mitten ins Herz und es wurde immer schwächer.

Fast jeden Tag trank ich – und schoss somit fast jeden Tag einen Pfeil auf mein Selbstvertrauen. Einen kleinen Pfeil zwar nur, nicht tödlich – aber schmerzhaft. Und wenn dieser Schuss auf mein Selbstvertrauen nahezu täglich kommt, dann hat das Konsequenzen – wie bei so ziemlich jeder Zielscheibe, auf die täglich geschossen wird: Mit jedem weiteren Tag wird diese Zielscheibe und wird das Selbstvertrauen mehr und mehr kaputtgeschossen. Und hey – was konnte ich gut zielen! Übung macht den Meister, das ist die bittere Wahrheit.

Wie das Selbstvertrauen dann aussieht ist klar: zerschossen, Teile fallen heraus, alles ist zerfleddert! Die Zielscheibe ist zerstört, das Selbstvertrauen futsch – und ohne Selbstvertrauen fiel es mir auch immer schwerer, anderen zu vertrauen.

Am 4. Oktober 2019 habe ich aufgehört, zu trinken – und mit jedem Tag ohne Alkohol erholt sich auch mein Selbstvertrauen: Ich stopfe die kaputten Stellen, flicke die Löcher und klebe alles wieder zusammen, so gut es geht. Das braucht Zeit, aber es wird – langsam wird es wieder.

Was mir zusätzlich hilft, ist es die Geschichte von Mitmenschen zu hören. Ein verbreiteter Rat in der Sobriety-Bewegung ist, auf die Gemeinsamkeiten und nicht auf die Unterschiede zu achten. Hierbei bin ich auf die Arbeit von Marie Schwarz gestoßen. Sie ist u.a. Autorin des Buches „Ausgetrunken" und als Content Creator aktiv – ihren Blog findet man auf www.philosofie.de.

Marie hat beruflich und persönlich einen komplett anderen Hintergrund als ich. Was die Sucht und Gesundheit betrifft, haben wir jedoch teilweise ähnliche Erfahrungen gesammelt. Auch wenn jede Geschichte natürlich anders und nicht vergleichbar ist, hilft es mir – und letzlich auch meinem Selbstvertrauen – zu sehen, dass ein Weg in ein selbstbestimmtes Leben ohne Alkohol möglich ist.

Ein paar ihrer wertvollen Gedanken dazu möchte ich gerne teilen:

„Sorgen ertrinken nicht in Alkohol. Sie können schwimmen."

Heinz Rühmann

Um mit Herzschmerz, Studiumsstress und Geldmangel umzugehen oder Streit mit wem auch immer zu vergessen, wird versucht, die Sorgen zu ertränken.

Das ist nicht nur bei Jugendlichen und jungen Erwachsenen der Fall. Auch alte Menschen trinken Alkohol, um ihren Kummer zu vergessen. Manche Menschen werden einfach vom System vergessen oder ausgegrenzt und greifen deshalb zur Flasche. Ich denke, dass sich niemand einfach so in eine Alkohol-Sucht begibt, sondern dafür immer Umstände verantwortlich sind, die natürlich nicht auf den ersten Blick ersichtlich sind. Bei meiner freiwilligen Arbeit im Drogennotdienst habe ich gelernt, dass jeder Mensch eine ganz eigene Geschichte mitbringt, und die Gründe für einen Drogenkonsum von Scham bis Depression alles sein können. Ich verurteile niemanden, sondern eher ein System, welches zulässt, dass Menschen überhaupt erst in so eine Situation geraten können.

Als meine Krankheiten immer heftiger wurden, habe ich damit angefangen, mich näher mit dem Thema Gesundheit auseinanderzusetzen und genauso mit meinen spezifischen Krankheitsbildern. Was ich da erfahren habe, schockte mich. Ich hatte all die Jahre lang meinen eigenen Körper geschändet, den ich einfach nicht mehr austauschen kann. Ich habe plötzlich verstanden, dass ich einfach nur Mist gebaut hatte.

Letztendlich hat mich meine DISZIPLIN dorthin gebracht, wo ich heute stehe.

Wer sich wirklich verändern WILL, der wird es mit viel Disziplin auch schaffen. Der Wille allein macht dich noch nicht nüchtern, doch ist der erste Schritt in ein alkoholfreies Leben.

von Marie Schwarz

MÖGE DIE DISZIPLIN MIT DIR SEIN.

1.6 Gesund ist das nicht!

C2H5OH ist die chemische Formel des Alkohols. C2H5OH ist das Schweizer Taschenmesser, wenn es darum geht, unsere Gesundheit zu schädigen: Auf unterschiedlichste Weise schadet Alkohol unserer Gesundheit und wirkt dabei effizient und zuverlässig zerstörerisch. Zudem ist der Alkohol ein Meister der Tarnung und Täuschung.

1.6.1 Schlag auf Schlag

Es ist nicht „schlimm", sondern einfach nur schmerzhaft, wie gefährlich und heimtückisch der Alkohol ist, und wie schwierig es für mich gewesen ist, den Alkohol loszulassen – trotz bester Absichten und allerbester Gründe, keinen Alkohol zu trinken.

Was sind das für gute Gründe? Und gibt es etwa auch schlechte Gründe? Gute Gründe hatte ich einige: peinliche Eskapaden, Leute vor den Kopf zu stoßen und verletzte Beziehungen gehören zu den Risiken und Nebenwirkungen des Alkohols.

Und tatsächlich war ich auch körperlich schon ziemlich angeschlagen – der Alkohol hat hieran einen großen Anteil. Ich möchte aber nicht die Opferrolle spielen und „Alkohol ist eine Sucht" ist mir als Erklärung alleine auch zu einfach. Ich muss mich da selbst in die Verantwortung nehmen.

2010 hatte ich einen Schlaganfall. Ich merkte es damals zunächst am beginnenden Schwindel, dann sah ich doppelt und hatte Ausfallerscheinungen. Es ist fast wie ein Rausch nach einem Drink zu viel, nur dass ein Schlaganfall dauerhafte Schäden zurücklassen kann und im schlimmsten Fall tödlich endet.

Dass das auch etwas mit meinem Alkoholkonsum zu tun haben könnte, kam mir damals gar nicht in den Sinn – die Ärzte erzählten etwas von genetischer Vorgeschichte und gaben Hinweise zur gesunden Lebensführung. Ich nahm die Vorschläge an – grundsätzlich ... na ja, wenn es mir passte.

Ich hatte wahnsinniges Glück und war nach meiner Reha schnell wieder auf den Beinen: Ich konnte gehen und war auch schon bald wieder beim Sport. In Zahlen würde ich sagen, dass ich nach dem Schlaganfall bei 80% vom Normalzustand war, nach der Reha bei 95 %.

Ich lebte danach tatsächlich auch gesünder, so ist es nicht – viel gesünder als vorher zumindest. Wirklich gesund ist allerdings was anderes, weiß ich heute. Der Schreck saß erst einmal tief, aber mit jedem Tag und jedem Jahr wurde der Vorfall zu einer Erinnerung, die immer mehr verblasste – und ich lebte immer mehr wieder so wie vor dem Schlaganfall. Mal lebte ich gesund, trainierte und lief viel; einige Halbmarathons waren auch drin – Bestzeit 1:50 h.

Und danach lebte ich wieder etwas maßloser, denn ich hatte das ja offenbar im Griff. Der Alkohol war immer mit dabei – als Begleiter, Freund, Tröster, Mutmacher – ein echter Kumpel eben. Von wegen!

Dass meine Laborwerte beim Arzt immer schlechter wurden, ignorierte ich nicht – aber ich hörte dennoch nie auf, zu trinken. Tatsächlich lebte ich 2017, sieben Jahre nach dem Schlaganfall, ziemlich gesund: Ich aß jeden Tag zweimal Obst, machte jeden Tag mindestens 10.000 Schritte und morgens Liegestütze bis zur Erschöpfung – 120 Stück in Folge. Puls 180? – Kann sein! Ich nahm sogar regelmäßig meine Medikamente.

Das war auch eine jener Phasen, in denen ich an die Illusion des kontrollierten Trinkens glaubte und unheimlich bequem damit lebte.

Ich schaffte es, abends nur zwei kleine Bierdosen a 0,33 Liter zu trinken, fertig! Und alle paar Wochen ließ ich es dann mal krachen. Das Leben war gut!

Und am 5. Dezember 2017 folgte der zweite Schlaganfall. Ich bin ein großer Kinofan und finde, dass jeder 2. Teil einer Filmreihe einen draufsetzt auf den Erstling. So ähnlich war es auch hier: das ganze Programm wie beim ersten Mal – noch mal, nur härter!

Der Schwindel blieb diesmal auch nach dem Schlaganfall, außerdem war das Gleichgewicht weg und ebenso manche Worte, die ich nicht mehr auf Anhieb finden konnte. Die linke Hand hing schlaff und leblos herunter, Arm und Bein auf der linken Seite funktionierten wie bei einer schlecht gesteuerten Marionette.

Die Steuerung war total durcheinandergeraten – wie bei einem ferngesteuerten Auto aus meiner Kindheit: Wenn ich da aus Versehen die Fernbedienung falsch rum hielt, dann war die Steuerung seitenverkehrt: rechts für links, oben für unten und umgekehrt. Mit etwas Übung geht das mit der Steuerung dann trotzdem, du musst das nur komplett neu lernen – und akzeptieren: Du möchtest einen Finger heben? Das geht aber nur, wenn die komplette Hand mit hochgeht.

Es war „zum Glück“ nur die linke Seite, ich bin Rechtshänder. Ich konzentrierte mich auf das, was ich hatte – und darauf, wie ich das zurückbekomme, was fehlt.

Die Reha war diesmal wirklich anstrengend, die Erfolge hart erkämpft. Treppensteigen z.B. war die Hölle: Mein Bein wurde schlapp wie Pudding und der Fuß machte nicht das, was ich wollte. Der Körper folgte mir diesmal nur widerwillig; ich kämpfte mit Krämpfen, Schwindel und Müdigkeit. Ich konnte nichts lesen, ohne dass mir sofort übel wurde. Ich machte so viel ich konnte und mein Körper mir erlaubte. Gegen den Rat der Ärzte war mein Ziel, nach 6 Wochen wieder zu arbeiten – es wurden dann 8 Wochen.

Nach zwei Wochen in der Reha ließ der Schwindel nach und mein Körper erholte sich langsam wieder; meine Wortfindung ist mittlerweile wieder komplett hergestellt. Ich neige noch immer zu mehr Tippfehlern beim Schreiben, aber das war auch vorher schon nicht besonders gut bei mir. In Zahlen würde ich sagen, dass ich nach meinem zweiten Schlaganfall bei 65–70 % des Normalzustands war und am Ende der Reha bei knapp 90 % – an guten Tagen. Der Alltag funktionierte, die Arbeit funktionierte – das war mir wichtig, damit konnte ich leben.

Ich kehrte acht Wochen nach meinem Schlaganfall im Februar zurück und meldete mich das komplette Jahr über nicht einen Tag krank. Ich schonte und erholte mich nach Feierabend in jeder freien Minute und an jedem freien Tag, um ja nicht wieder auszufallen. Meine Sorgen wegen der Arbeit waren aber unbegründet: Mein Arbeitgeber und mein Chef haben sich mir gegenüber sehr korrekt verhalten und zudem ermöglichte mir die Zusatzversicherung meines Arbeitgebers zusätzliche Leistungen bei der Behandlung.

Was den Schlaganfall betrifft, bin ich abermals mit einem blauen Auge davongekommen: Mein Gleichgewicht, meine Bewegungen und mein Denken sind weiterhin gut – einziges Manko: Ich kann nicht richtig Sport machen. Der Bewegungsablauf beim Laufen ist zu anspruchsvoll für meinen Körper geworden: Hier fehlt es immer noch an Koordination und nach großen körperlichen Anstrengungen folgen umgehend am nächsten Tag oder bereits in der Nacht Muskelkrämpfe.

Gerne würde ich sagen „lesson learned", aber je besser es mir ging, umso mehr bin ich wieder in alte Gewohnheiten gefallen – und: Ich habe wieder Alkohol getrunken.

Die Ärzte haben mir dringend davon abgeraten, meine Familie hat mich gebeten, gesünder zu leben und mir ins Gewissen geredet – und ich wusste es eigentlich auch besser: Alkohol ist Gift für mich. Und wie viel Glück konnte ich wohl noch herausfordern? – Und dennoch habe ich der Stimme des Alkohols nachgegeben: zuerst zögerlich, ganz langsam, nur als Ausnahme. Dann wurden die Ausnahmen immer häufiger, bis sie wieder die Regel wurden, und bald war ich wieder mittendrin – der Alkohol war wieder mit dabei. So viel zum Thema kontrolliertes Trinken.

Das ging eine ganze Weile so – und am 4. Oktober 2019 war es dann so weit. Der nächste Schlaganfall? – Nein, das Schicksal meinte es besser mit mir: Seit dem 4. Oktober 2019 bin ich nüchtern – es hat Klick gemacht. Ich wollte es vorher schon, und jetzt konnte ich es – endlich! Ich weiß, ich werde nicht mehr trinken – ich weiß es definitiv! Aber es war ein langer Weg bis hierher.

Ich bin jetzt achtsam und mein Körper dankt es mir: Die Laborwerte sind so gut wie nie und kaum jemand merkt mir die Nachwirkungen des Schlaganfalls an. In Zahlen ausgedrückt bin ich bei ca. 95 % des Normalzustandes. Ich benötige weiter Physiotherapie und die Kondition ist immer noch nicht wieder da, aber selbst Radfahren und Laufen gelingt mir einigermaßen – langsam, aber es geht – und dafür bin ich dankbar. Ich genieße es, in den Wald zu gehen – zwanzig Minuten schaffe ich jeden Tag, meistens sogar mehr.

Und ich vermisse auch gar nichts am Alkohol. Hätte mir mal vorher jemand gesagt, wie befreiend es ist, nicht zu trinken, und wie schön es ist, nüchtern zu sein! Wenn es so bleibt, wie es ist, dann bin ich glücklich bis zum Lebensende.

Ich finde es rückblickend erschreckend, wie sehr der Alkohol mich im Griff und wie wenig ich ihm entgegenzusetzen hatte – obwohl ich es eigentlich besser wusste. Ich weiß: Alkohol ist ein Suchtmittel, eine Droge, und er macht abhängig. Und trotzdem fühle ich mich schuldig. Das Perfide in unserer Gesellschaft ist: Wenn du den Umgang mit Alkohol nicht im Griff hast, bist du selber schuld. Ich übernehme die volle Verantwortung für meinen Anteil – und hoffe gleichzeitig, dass meine Erfahrungen zeigen, wie gefährlich der Alkohol ist.

Liebe Leserinnen und Leser, ich habe ein Anliegen: Ich hoffe, mein Beispiel verhilft euch zu Achtsamkeit und Aufmerksamkeit in eurem Leben. Passt bitte auf euch auf! Bleibt gesund – aber tut auch was dafür.

1.6.2 Die Top 10 der Krankheiten durch Alkohol

Der Alkohol zerstört den Körper auf unterschiedlichste Art und Weise. Hier sind die 10 populärsten Krankheitsbilder durch Alkohol:

1 I gestörtes Pupillenspiel, Weiten und Zusammenziehen, die Sehkraft wird schlechter

2 I schrumpfende Hoden und Verweiblichung des Körpers bei Männern; bei Frauen zum Ausgleich verstärktes Haarwachstum und Zyklusprobleme

3 I Geschmacksverlust

4 I trockene Haut und Falten

5 I steigender Blutdruck und Risiko koronarer Erkrankungen

6 I gestörtes Immunsystem

7 I Geschwüre und Entzündungen im Magen, inklusive Sodbrennen

8 I Fettleber lässt Giftstoffe in den Körper, Übelkeit ist die Folge

9 I gestörte – unterbrochene – Fettverbrennung

10 I Zerstörung der Körperzellen und erhöhte Krebsgefahr

Weitere mögliche Folgen sind Hirnschäden, Schüttelanfälle in den Händen und sonstige Nebenwirkungen wie erhöhtes Unfall- und Sturzrisiko. Dazu kommen blaue Flecken, angeschlagene Schädel oder ausgeschlagene Zähne nach Unfällen.

Eine Entgiftung von Alkohol dauert nur wenige Tage – zur richtigen Erholung braucht der Körper allerdings stolze 180 Tage.

1.6.3 Zahlen, Daten, Fakten: Gesundheitskiller Alkohol

Die Weltgesundheitsorganisation WHO veröffentlichte eine Statistik, nach der 2016 weltweit 3 Millionen Todesfälle auf Alkoholkonsum zurückzuführen waren. Die Verteilung dabei war wie folgt:

Verletzungen	28,7 %
Verdauungskrankheiten	21,3 %
Herz-Kreislauf-Erkrankungen	19 %
Infektionskrankheiten	12,9 %
Krebserkrankungen	12,6 %
Sonstiges	5,5 %

In die Fußballsprache übersetzt heißt das: Der Alkohol schießt viele Tore gegen das Leben selbst, allerdings ist er ein noch viel besserer Vorlagengeber: Er verschlimmert bereits vorhandene Krankheiten und deren Verlauf. Der Alkohol sammelt auch hier jede Menge Assists.

2020 wurde der Pre-Assist in die Fußballstatistik eingeführt. Auch hier punktet der Alkohol: Er führt zu Gewohnheiten oder Verhaltensweisen, die ihrerseits zu Krankheiten führen, welche dann erst tödliche Folgekrankheiten auslösen. Im Team Tod ist der Alkohol der MVP, der **M**ost **V**aluable **P**layer – ein echter Tausendsassa: Vorlagengeber und Vollstrecker!

Die offiziellen Statistiken erfassen nur einen Teil der Schäden, die der Alkohol verursacht. Er ist unterm Strich eine der gefährlichsten Drogen der Welt.

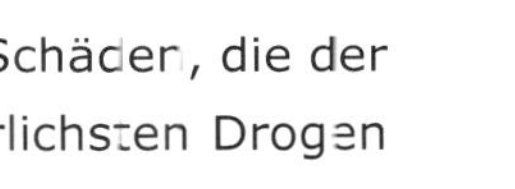

1.7 Trinkhelden

Ich suchte mir Vorbilder zum Trinken und fand diese im Fußball. Das Trinken dieser Fußballhelden wurde heroisiert – und genau das gefiel mir natürlich. Vor diesem Hintergrund schien mir für lange Zeit mein eigener Trinkkonsum völlig in Ordnung zu sein.

1.7.1 Fußballhelden

Fußball war in meinem Leben immer wichtig. Und was wäre Fußball ohne seine Helden? Da gibt es einige und am liebsten waren mir immer diejenigen, die das Besondere hatten – auf dem Platz und auch abseits des Spielfeldes. Diese Art von Fußballern sind Kult und sie haben wirklich alle keinen linearen Lebenslauf. Fußballfans kennen sie als trinkfeste Profis, die als Spieler den gewissen x-Faktor hatten und für ihr Wirken als Fußballer verehrt wurden – vor allem aber für ihre Trinkfestigkeit. Ein bekannter Spruch eines nordirischen Kickers dieser Kategorie lautet:

> *„Ich habe viel Geld für Alkohol, Frauen und schnelle Autos ausgegeben, den Rest habe ich einfach verprasst."*

Im Mutterland des Fußballs wurde schon immer noch mehr beim Fußball getrunken, als bei uns in Deutschland. In England treffen sich die Fans („Supporters") vor dem Spiel zum Aufwärmen in den zahlreichen Pubs und trinken dort so viel Bier wie möglich. Dann ziehen sie geschlossen und singend in die Arena – ein Spektakel sondergleichen!

Es gibt einige Fußballprofis sowohl von der Insel als auch aus Deutschland, die es mit ihren Trink-Eskapaden in die Gazetten des deutschen Boulevards geschafft haben. Hier war auch einer meiner Lieblingsfußballer ein Dauergast. Am Anfang und Ende seiner Karriere spielte er für meine beiden Lieblingsvereine, zuerst bei Borussia Mönchengladbach und am Ende beim 1. FC Saarbrücken.

Schon als kleiner Junge wusste ich daher zwei Dinge: Dieser Zauberfuß ist ein Genie am Ball – und er trinkt Alkohol! Letzteres tat er als professioneller Bundesligaspieler, und alle fanden ihn irgendwie gut, wenn er regelmäßig Sprüche wie diesen raus haute: „Ich kann gar nicht auf einem Weinfest gewesen sein, weil ich nämlich Biertrinker bin."

Nirgendwo ist die Verbindung zum Alkohol so eng wie beim Fußball – und Fußballfans sind auch die optimale Zielgruppe. So lernte auch ich als junger Erwachsener, dass Bier irgendwie cool ist und zum Fußball mit dazugehört. Fußball und Bier waren immer eine Symbiose.

Aber auch ein Fußballerleben währt nicht ewig. Einer meiner Favoriten fiel infolge einer Leberzirrhose ins Koma und starb im Krankenhaus – er war nur 53 Jahre alt geworden. Das macht mir ehrlich gesagt eine Scheiß-Angst, denn allzu weit ist das Alter, in dem er starb, von meinem jetzigen Lebensalter nicht entfernt. Wenn ich weiter trinken würde und es mir ähnlich erginge, dann hätte ich jetzt einen Großteil meines Lebens bereits hinter mir. Dieser Gedanke erschreckt mich.

Es gibt diese Tests: Ich beantworte Fragen über mein Leben und meinen Lebensstil, und dann sagt das Ergebnis mir, wie alt ich wahrscheinlich werde. Je ehrlicher ich die Fragen beantwortete, umso beschissener werden die Aussichten! Ich möchte noch nicht sterben – nicht so jung. Und ich möchte auch nicht so kaputt sein, dass ich in Pflege muss. Aber beides scheint mit Alkohol ganz unausweichlich zu sein.

Ich möchte leben! Fußball ist eine der schönsten Nebensachen der Welt, aber beim Fußball habe ich Alkohol getrunken – immer. Jetzt möchte ich in meinem Leben endlich die Hauptrolle übernehmen und etwas daraus machen – für mich und für andere. Die Abstinenz änderte alles in meinem Leben – auch den Fußball. Es ist anders jetzt, aber er darf bleiben – ohne Alkohol!

Mein größter Wunsch, den ich mit der Abstinenz verbinde, ist es, gesund zu werden und zu bleiben – und Letzteres dann hoffentlich noch eine ganze Weile.

1.7.2 Aktiver Fußballer und Trinker

Als Spieler war ich im Fußball nach meinem Abschied aus der Jugendmannschaft meines Dorfes nur noch in Freizeitmannschaften aktiv. Hier galt wie überall: Fußball ist soziales Schmiermittel. Ich kenne viele Leute, mit denen mich außer Fußball nichts verbindet. Fußballfans können sich problemlos einen ganzen Abend lang nur über dieses eine Thema unterhalten und es wird nie langweilig.

Beim Freizeitfußball gab es nur zwei Regeln 1.) Jeder ist gleich und man ist per Du – egal, ob du irgendwo Kassierer, Hausmeister oder Vorstand bist. 2.) Es wird getrunken – und zwar Alkohol!

Es ist der kleinste gemeinsame Nenner – und ein Ritual: Wir gehören zusammen, wir trinken zusammen – ein Meter Bier für alle. Das gehört so, und jeder gibt eine Runde aus!

Meistens wurde es dann schnell gesellig – sehr gesellig – und sehr spät am Abend. Wer den Absprung nicht rechtzeitig schaffte, für den wurde es mitunter gefährlich, nach Hause zu kommen. Wenn der harte Kern nach dem Kicken noch zusammen war, wurde getrunken, bis wirklich alles weg war – oder bis uns jemand von der Sportanlage scheuchte, weil es richtig spät geworden war. Es mussten ja alle auch irgendwie am nächsten Tag wieder arbeiten.

Mein persönliches „Highlight“ hatte ich auf einer Heimfahrt im Herbst, als ich nach einer solchen Veranstaltung im Auto Gas gab und aus Spaß anfing, auf dem Laub der Straße zu driften. Ich landete quer auf einem Bahnübergang und blieb stecken – auf den Schienen gab es kein Vor und kein Zurück mehr. Es waren 5–6 Mann vom Fußball notwendig, um mich aus dieser misslichen Lage zu befreien. Diese waren ebenfalls auf dem Heimweg und sahen mich in meiner Notlage – mit vereinten Kräften wurde ich schließlich wieder in die richtige Spur gebracht.

Gott sei Dank gab es damals noch keine Smartphones, WhatsApp oder soziale Medien. Die Verbreitung von Bildern und Videos blieb mir damit erspart – aber der Buschfunk funktionierte natürlich trotzdem. Ich empfand gleichermaßen Scham und Stolz, als ich beim nächsten Training darauf angesprochen wurde.

Unvergessen auch das eine Mal, als wir beim Freizeitfußball den Geburtstag eines Kollegen feierten. Kevin bot uns dann feierlich an, bei ihm zu übernachten. Wir kamen bei ihm zu Hause an und marschierten schnurstracks – und strack wie tausend Russen! – in die Wohnung. Seine Freundin Mandy erwartete ihn schon: Sie hatte Geburtstagskerzen angezündet und trug nichts auf dem Leib als einen roten Luftballon, den sie in der Hand hielt.

„Tut mir leid, Jungs – ihr müsst jetzt weg", komplimentierte Kevin uns aus der Wohnung. Ob seine Mandy ihm seine Geburtstagskerze dann noch ausgeblasen hat, wollte er uns beim nächsten Mal auch auf Nachfrage nicht verraten. Er war aber trotz des Vorfalls auffallend gut gelaunt und konnte sich ein Grinsen nicht verkneifen.

1.7.3 Wann erkennst du, dass du ein Alkoholproblem hast? (3)

1 I Wenn du von der Feier mit dem Taxi nach Hause kommst – dein Kumpel sitzt vorne, du hinten – und wenn der Taxifahrer bei der Ankunft das Licht in der Fahrerkabine anschaltet und jeder sieht, dass du hinten auf der Rückfahrt schön alles vollgekotzt hast.

2 I Wenn du besagtem Kumpel am nächsten Tag die 50 Euro für die Reinigung zurückgibst, die er dem wütenden Taxifahrer vorgestreckt hat – danke, Happy!

3 I Wenn dein Vermieter dir jedes Jahr zu Weihnachten mit den Worten „du trinkst ja gerne" Alkohol schenkt.

4 I Wenn beim Werkstattbesuch aus dem Kofferraum erst mal die leeren Weinflaschen wegkullern, die du eigentlich schon seit Wochen in den Altglascontainer bringen wolltest.

5 I Wenn du weißt, dass du zum Kühlen von Alkohol keinen Kühlschrank brauchst: Jedes Hotelzimmer hat ein Waschbecken mit kaltem Wasser und Mutter Natur hält immer einen Bach oder Fluss zur Kühlung bereit.

6 I Wenn du das frisch gekaufte Bier zum Kühlen ins Gefrierfach legst, damit es schneller kalt wird und du es früher trinken kannst.

7 I Wenn du öfters dein Gefrierfach reinigen musst, weil vergessene Bierflaschen im Kühlfach explodiert sind. Ich war irgendwann zu betrunken und hatte die Flaschen vergessen – ansonsten hätte ich das Bier auf jeden Fall noch getrunken.

8 I Wenn du immer wieder deine Lieblingsfilme schaust, da du die Handlung und Dialoge in- und auswendig kennst. So hast du was vom Film, obwohl du beim Trinken der Handlung eigentlich nicht mehr folgen kannst.

9 I Wenn du beim Oktoberfest auf den Bänken stehst und singst, obwohl du eigentlich eher introvertiert bist.

10 I Wenn du auf dem Oktoberfest ein neues T-Shirt kaufen musst, weil du dein altes soeben vollgekotzt hast.

11 I Wenn dich bei der Rückfahrt vom Oktoberfest in München der halbe Zug mit Namen kennt.

12 I Wenn du beim Geburtstagsfest den Tisch mit den Schnapsflaschen umschmeißt und danach vom Gastgeber nie wieder zu einer Party eingeladen wirst.

1.8 Verfahrene Situationen

In diesem Kapitel geht es um Autofahren und Alkohol – eine verhängnisvolle Kombination! Diese Szenen mit dem Auto klingen meist harmlos: Es ist teilweise einfach skurril und fast immer absurd, was ich betrunken im Verkehr so angestellt habe. Rückblickend finde ich es nicht so lustig, wie ich es beschrieben habe, aber damals war es meine Realität – genau so, wie ich sie hier schildere.

1.8.1 Fahr- und Trinkgemeinschaft

Autofahren und Trinken verträgt sich nicht, aber Olli und ich wollten beides verbinden. Deswegen entwickelten wir Strategien, Pläne, Ersatzpläne und Ersatzpläne für die Ersatzpläne ... Wir überlegten Handlungsalternativen und vieles mehr, um trinken und anschließend nach Hause fahren zu können. Wir betrieben einen enormen Aufwand, denn wir hatten immer die Absicht, uns an die Vorgaben des Gesetzes zu halten. Das gelang uns zwar oft – aber wie oft es uns nicht gelang, kann ich leider nicht mehr sagen. Es war viel zu häufig jedenfalls.

Wir fuhren auch nicht immer mit dem Auto, sondern vielfach auch Bus, Taxi, Bahn, oder wir ließen uns mitnehmen und heimbringen. Wir quartierten uns irgendwo ein (geplant oder ungeplant) oder gingen zu Fuß nach Hause, wobei wir keine Strecken scheuten. Wir sind teilweise betrunken 7 bis 10 km zu Fuß unterwegs gewesen – bei Wind und Wetter!

Einfach mal nicht zu trinken, kam uns gar nicht in den Sinn. Warum auch? – Dann wäre ja der ganze Spaß weg. Wir waren besessen davon, immer Alkohol zu trinken. Das war Freiheit – egal, wie sehr wir uns dafür einschränken mussten. Ich weiß nicht, wie oft wir uns nachts im Dunkeln verlaufen haben, gestolpert sind oder nicht wussten, wo wir waren.

Um der Wahrheit die Ehre zu geben: Wir fuhren auch immer noch häufig genug mit dem Auto. Dabei diskutierten wir mit wissenschaftlichem Eifer, welche Strecken und Uhrzeiten sicher waren. Olli hatte angeblich Insider-Informationen darüber, wann der Schichtwechsel der Polizeistreife stattfand. Kurz vorher waren wir sicher und kurz nach dieser

Zeit besonders gefährdet, dachten wir. Das hatte zumindest den positiven Nebeneffekt, dass wir unter der Woche nie allzu spät noch unterwegs waren: Schichtwechsel war angeblich immer um 22:00 Uhr.

Wir nutzten Zahnpasta, Energydrinks und Schwip-Schwap-Cola, um unseren Atem sauber zu halten – Kaugummis benutzen schließlich nur Amateure: viel zu auffällig! Und viel zu wenig Wirkung: Kaugummidragees können beim Pusten sogar Promille anzeigen, ohne dass man etwas getrunken hat – verrückt! Nicht mit uns, wir wollten uns nicht erwischen lassen.

Wir waren nämlich schlau und vorsichtig; wir haben das System geknackt und herausgefunden, wie wir Alkohol trinken und trotzdem sicher mit dem Auto nach Hause kommen konnten. Das funktionierte hervorragend. Zu Karneval und während der Fußball-WM fahren nur Amateure betrunken – wir nicht, wir waren Profis! Außerdem war immer darauf zu achten, dass alle Lichter korrekt funktionieren und der TÜV nicht abgelaufen ist.

Wer betrunken fährt, wird nicht unbedingt gleich beim ersten Mal erwischt. Wer keinen Unfall baut und unauffällig fährt, hat sogar gute Chancen, durchzukommen – sie kann sogar bei 99,99 % liegen. Ich habe beruflich viel mit Zahlen zu tun, deswegen weiß ich: Auch 99,99 % ist eine Zahl unter 100 – und das Gesetz der Wahrscheinlichkeit sagt: Du brauchst nur oft genug mit Alkohol im Blut zu fahren, dann wirst du irgendwann erwischt werden. Statistisch gesehen ist es nach 10.000 Fahrten so weit – im Normalfall aber früher, garantiert!

Ich war meistens der Beifahrer. Zu Olli sagte ich: „Wenn du denkst, ich fahre so schlecht, dann kannst du ja fahren – das Bier geht dann auf mich." Das war für mich ein guter Deal.

Alles in allem war der ganze Zores, den wir auf uns nahmen, natürlich furchtbar anstrengend und ziemlich umständlich. Was für ein Aufwand, nur um betrunken wieder nach Hause zu kommen! Ich genieße sehr, wie einfach das Ausgehen jetzt ist: Keinen Alkohol trinken und dann nüchtern zu fahren - einfach nur befreiend.

Ich freue mich auf den folgenden Dialog, wenn ich endlich wieder mit dem Auto in eine Alkoholkontrolle komme – mein Kopfkino dazu sieht wie folgt aus:

Polizei: „Haben Sie getrunken?"
Ich: „Nein!" (Oder: „Ja, 2 Apfelschorlen.")
Polizei: „Wirklich nicht?"
Ich: „Selbstverständlich habe ich nicht getrunken. Ich trinke nie!"
Polizei: „Ich glaube Ihnen. Sie dürfen weiterfahren."
Ich: „Was ist mit Pusten?"
Polizei: „Was soll damit sein?"
Ich: „Ich möchte gerne pusten!"
Polizei: „Fahren Sie endlich weiter!"
Ich: „Möchten Sie, dass ich Sie mal anatme?"
Polizei: „...!"
Ich: (atme) „Haaaahhhh ..."
Polizei: „...!!"
Ich: „Okay, ich glaube, ich fahre dann wirklich mal weiter."

Meine Learnings zum Autofahren: Ich habe Glück gehabt, weder mich noch andere verletzt zu haben – dafür bin ich sehr dankbar!

1.8.2 Grün, grün, grün!

Feierabend! Und wir haben Sommer. Ich kippe gierig den Inhalt der grünen Dose in meinen Rachen und parke dann mein Auto auf dem Parkplatz unseres Hauses. Hinter mir kommt ein grünes Auto heraufgefahren und parkt mich zu. Ich denke: *Wer zum Teufel ...?*

In einer Mischung aus Wut und Erstaunen erkenne ich ein Polizeiauto. Ich steige aus und gehe auf den Dienstwagen zu, die grüne Dose in der Hand. Ich nehme noch einen Schluck.

„Was kann ich für Sie tun? Möchten Sie zu mir?", frage ich freundlich und ehrlich interessiert. Der Polizist schaut auf meine grüne Dose Mineralwasser. Vollkommen sinnfrei denke ich: *Pfandfrei, Baby!*

Er zögert kurz, schaut noch einmal genauer hin und meint dann: „Das war ein Irrtum. Schönen Tag!"

Erst drinnen in der Wohnung, als die Polizei längst weg ist, dämmert es mir: Der dachte, das sei Bier! Ich hatte schon während der Fahrt aus der Dose getrunken – und diese Dose sieht wirklich aus wie Dosenbier: Grün, grün, grün! Es war eine grüne Dose Mineralwasser gewesen und eine der Fahrten, bei denen ich tatsächlich nüchtern war.

1.8.3 Herrschaftszeiten!

Die grünen Dosen – diesmal Bierdosen – poltern im Fußraum meines Autos. Ich denke: *Herrschaftszeiten!*

Abfahrt Blankenheim, ein Samstagabend im Frühling. Ich biege von der Autobahn in Richtung Heimat ab, aus NRW geht es zurück in die Eifel.

Das Konzert war gut, der Biergarten vorher auch: Ich habe gut gegessen, damit der Magen voll und der Promillewert niedrig bleibt. Mit vollem Magen halbiere sich der Alkoholwert, hatte ich gehört – und mehr als zwei Bier habe ich auf dem Konzert auch nicht getrunken. Oder wie viel war es wirklich? – Ich weiß es ehrlich gesagt nicht so ganz genau. Wer weiß so etwas schon?

Es blinkt hinter mir – Polizei! Und ich denke wieder: Herrschaftszeiten!

Ich halte an, steige aus. „'N Abend!", grüße ich knapp.

„Allgemeine Verkehrskontrolle", kündigt der Beamte an, und ich denke mir: *Warum sind die eigentlich immer zu zweit?* „Wo kommen Sie her?", will er wissen.

„NRW."

„Wo waren Sie dort?"

„Konzert."

„Wo genau?"

„Hamm."

„Welches Konzert?"

Ich zeige auf mein T-Shirt mit dem Emblem der Band. Viel sprechen mag ich nicht – vielleicht war es doch ein Bier zu viel? Besser nicht zu viel sagen, ehe ich lalle oder so.

„Sind sie mit Koordinationstests einverstanden?"

„Ja", sage ich knapp und denke: *Habe ich denn eine Wahl?*

Woah! Meine Augen schmerzen, ich blinzele ins Licht. Hat der mir gerade echt mit der Taschenlampe in die Augen geleuchtet? – Na, egal, denke ich, ich mache die Tests wohl ganz gut. Jetzt kommt etwas mit den Armen, ich rudere und fuchtele in der Luft.

„Noch mal!"

Ja, meinetwegen – ich bin fit, denke ich. Solange ich keinen Spagat machen muss, ist alles gut. Die Frage nach Substanzen kann ich aufrichtig verneinen und ein paar Fragen weiter – einmal lüge ich – bin ich gefühlt durch.

Und dann kommt es: „Kommen Sie mal her! Was sind das für Bierdosen?" Der zweite Polizist hat in der Zwischenzeit mein Auto mit einer Taschenlampe durchleuchtet – streng zeigte er nun mit dem Lichtstrahl auf die Bierdosen im Innenraum. Beide Polizisten schauen mich nun an.

Ich öffne die Autotür, nehme beide Dosen und zeige sie den Polizisten. „Die sind für später, wenn ich zu Hause bin", erkläre ich. Ich schüttele demonstrativ beide Dosen, drehe sie in der Hand und tue so, als ob ich den Inhalt auf den Boden leeren möchte: „Zu!"

Diese Dosen sind tatsächlich zu und verschlossen. Die Polizisten zögern und schauen mich fragend an – dann darf ich weiterfahren.

Herrschaftszeiten, denke ich, *Glück gehabt!*

Die Dosen öffne und trinke ich aber tatsächlich erst, als ich zu Hause angekommen bin.

1.8.4 Fast and Furious

Samstagmittag, ich bin zu Hause in meiner Wohnung. Mein Kühlschrank ist leer, es gibt nichts zu essen – und vor allem auch nichts zu trinken. Die zwei Dosen vom Vortag sind viel zu schnell leer, aber es sind nur drei Kilometer bis zum nächsten Supermarkt. Ich habe definitiv keine Lust, zu Fuß zu gehen – wie selbstverständlich steige ich in mein Auto und fahre los. *Anschnallen lohnt sich nicht, ist ja nur eine kurze Fahrt,* denke ich. Kurz vorm Supermarkt kommt mir dann ein Polizeiauto entgegen. *Oh oh, denke ich, nicht gut! Das ist gar nicht gut! Haben sie mich jetzt gesehen? Wissen sie, dass ich nicht angeschnallt war?*

Der Polizeiwagen wird langsamer, ich werde schneller. Ich beschleunige, biege scharf nach links und düse die Auffahrt des Parkhauses vom

Supermarkt hoch – alle drei Etagen! Ich fahre hoch, ganz hoch, bis aufs Dach. Open Air, Baby! *Aber haben Sie mein Nummernschild gesehen?*

Ich steige aus dem Auto, gehe ganz vorsichtig zum Rand des Parkhauses und spähe ängstlich vom Dach nach unten. Da sind sie! Sie haben mit dem Polizeiwagen angehalten und stehen mitten auf der Straße. Ich haste die Treppen der Parkanlage runter und verschwinde dann betont langsam und cool im Supermarkt. Mein Herz klopft bis zum Hals!

Nachdem ich meine Einkäufe im Supermarkt erledigt habe, gehe ich lieber zu Fuß nach Hause. Ich schaue mich dabei um, ob die Polizisten noch in der Nähe sind. Oder warten sie vielleicht bei mir zu Hause auf mich?

Nachdem ich meine Wohnung von der anderen Straßenseite aus zwanzig Minuten lang observiert habe, traue ich mich schließlich rüber und rein in die gute Stube. Mein Auto hole ich erst viel später ab und checke auch hier zunächst die Umgebung. Als ich dann endlich ins Auto eingestiegen bin, fahre ich los und entscheide erst im letzten Moment, welche Route ich nehme.

Ich blinke nach links und fahre nach rechts ... Über viele Umwege fahre ich nach Hause und schüttle dabei alle möglichen Verfolger ab. Dann checke ich noch mehrfach die Umgebung und parke in einer Seitenstraße. Dass gerade dieses Verhalten super verdächtig und auffällig ist, kommt mir nicht in den Sinn – ich bin viel zu sehr damit beschäftigt, nicht erwischt zu werden.

Von der Seitenstraße aus gehe ich vollends zu Fuß – und zu Hause warte ich wieder einige Minuten auf der anderen Straßenseite, ehe ich endlich meine Wohnung betrete – *Jack-Reacher-Style!* Endlich drinnen, sitze ich im Dunkeln und verhalte mich ruhig. *Mich kriegen die heute nicht! I am too fast and too furious – BÄM!*

1.8.5 High Noon in Hannover

Olli und ich befinden uns auf der Durchreise zu einem Rhetorikseminar in Thüringen. Stopp machen wir in Hannover, der Hauptstadt Niedersachsens.

Es ist Abend und wir waren schon im Hotel, aber da ist trockene Baustelle: Es gibt keinen Alkohol. Nun wollen wir an der nächsten Tankstelle noch Bier besorgen, bevor auch die geschlossen hat, also fahren wir los: Olli am Steuer, ich als Beifahrer. Er hat schon 'ne Menge Bier weggewuppt und ich auch – alles wie immer halt!

Plötzlich sehen wir Blaulicht, Polizei – allgemeine Verkehrskontrolle.

„Halt mal mein Bier!" Olli reagiert nach Notfallplan und gibt mir Instruktionen: „Das ist jetzt dein Bier, klar?"

Ich schaue Olli an. „Klar!"

Ich übernehme sein Bier und trinke mein Bier aus, damit ich nicht zwei Biere halte. Olli leert schnell noch einen Energydrink, den er für alle Fälle dabei hat. Wir halten zufällig neben der Sparkasse Hannover – und die Show geht los!

Einige Stunden später:

Es ist eine lauschige Sommernacht, ich bin weggepennt. Als ich aufwache, orientiere ich mich: Ich bin immer noch im Auto. Olli wurde von der Polizei mitgenommen – Alkohol am Steuer. *Ach ja, wir wollten an der nächsten Tanke Bier kaufen,* erinnere ich mich.

Ein Taxi kommt aus der Dunkelheit angefahren und wird langsamer. *Yay – mein Kumpel ist zurück!*

Er strahlt und winkt: „Ich bin drunter!" Die Promillezahl war niedriger als erwartet.

Wir können sein Glück kaum fassen: Er muss seinen Führerschein maximal für 4 Wochen abgeben. Wir sind uns einig: Das war der Energydrink! Der hat Olli gerettet! Denn eigentlich hat er doch viel mehr Bier getrunken, als das Ergebnis vermuten lässt.

Zurück im Hotel finden wir eine Bar. Es gibt also doch Bier hier, wir hätten vorhin gar nicht losgemusst. Ollis Auto holen wir erst am nächsten Tag ab. Wir sind doch nicht verrückt! Also nicht so verrückt, dass wir es heute noch riskieren, in dieser Stadt voller Polizeistreifen mitten in der Nacht das abgestellte Auto abzuholen. Alles wird gut – heute trinken wir, alles andere sehen wir morgen.

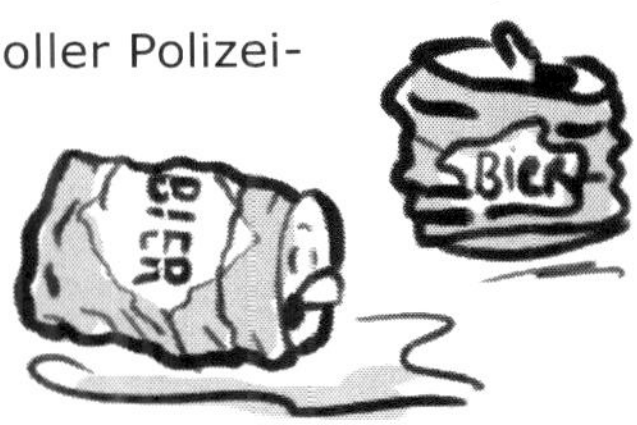

Am nächsten Morgen:

„Das Taxi geht durch zwei!", scherzt Olli, während wir mit dem Taxi zu seinem abgestellten Auto fahren.

Kein Einwand von mir, ich zahle die Hälfte des Taxis gerne. Immerhin hätte es gestern auch umgekehrt ausgehen können und ich hätte das Fahrverbot kassiert. „Klar! Auf zur Sparkasse!", sage ich.

Das Taxi fährt uns bis zur Sparkasse – aber da ist kein Auto.

„Das ist die falsche Sparkasse!", meinen wir.

Der Taxifahrer schaut uns groß an und fährt los – aber das Ganze wiederholt sich: Wir landen wieder bei der falschen Sparkasse. „Zur Nächsten!" Dann wieder eine falsche Sparkasse und es geht weiter. Der gute Mann im Taxi fährt uns nacheinander zu sieben Sparkassen, aber auch bei der siebten Sparkasse ist Fehlanzeige. Wir sind genervt – Hannover entwickelt sich zum Alptraum für uns. „Wie viele Filialen haben die denn?!" Der Taxifahrer ist ebenfalls genervt.

Dann schlägt die Stimmung um, Olli und ich lachen uns kaputt – und die nächste Sparkasse, die wir anfahren, ist es schließlich: Da ist das Auto! Das ist gerade noch mal gut gegangen: Nach einem Dutzend Versuchen finden wir die richtige Sparkasse und da steht auch das Auto von Olli genau so, wie wir es verlassen haben. Wie viele Filialen gibt es denn in Hannover? – Gute Frage! Es sind insgesamt 71 Geschäftsstellen. Es hätte also durchaus noch schlechter laufen können.

Diese Geschichte erzählen wir uns noch Jahre später. „So ein Hannover!" wird ein geflügeltes Wort für Olli und mich: Jedes Schlamassel und Missgeschick ist „ein Hannover". Jahre später schicke ich Olli im Suff aus Hannover eine Postkarte mit folgendem Text: „Viele Grüße aus Hannover! Deine Punkte". Ich fand das ziemlich witzig – er aber nicht!

Unser Gedächtnis funktioniert manchmal seltsam: Wir erinnern uns an die Dinge und machen sie dabei schöner und lustiger, als sie tatsächlich waren. Diese Geschichte ist rückblickend keine wirklich lustige oder gute Erinnerung. Nüchtern betrachtet ist Folgendes passiert: Zwei Betrunkene sind sinnlos durch Hannover gefahren und wurden zu Recht aus dem Verkehr gezogen; der Fahrer verlor für vier Wochen seinen Führerschein. Diese Tour kostete Zeit, Nerven und Geld; der Beifahrer hatte einfach nur Glück. Unser Verhalten entsprach nicht der Straßenverkehrsordnung und war bestenfalls einfach nur verantwortungslos. Es ist also gar keine lustige Anekdote, sondern eher eine traurige Episode.

Ich habe in meinem Kopf offenbar gute und lustige Erfahrungen mit Alkohol gespeichert. Vielleicht war das auch meine Strategie, mit der Tragik dieser Tage umzugehen: Aus jeder Geschichte wurde eine Heldenreise. Immer wieder muss ich mich bewusst daran erinnern, wie die Realität tatsächlich war: Meistens hatte ich Glück, aber auch mein Glück war endlich.

1.8.6 Der Burger war schuld!

Ich denke: *Oh, oh! Nicht gut!* Ich bin spät abends zu Hause angekommen, steige aus dem Auto und bin auf dem Weg zur Haustür, als ich das Blaulicht hinter mir sehe. Meine Fluchtreflexe sind ... nicht vorhanden.

Das Polizeiauto parkt hinter meinem Auto, zwei Polizisten steigen aus. Ich stehe mit meinem Burger und einem Bier in der Hand im Licht des Scheinwerfers ihres Wagens.

„Guten Abend!", grüße ich automatisch.

Ich sei wohl etwas schnell unterwegs gewesen, erklären mir die Polizisten, man hätte mich ja fast verloren, als ich so um die Ecke gezischt bin.

„Ich habe Sie nicht gesehen", antworte ich wahrheitsgemäß – und das glauben sie mir.

Ob ich denn bereit wäre, mal kurz mit zur Wache zu kommen, fragen sie. Ich denke: *Warum das denn?* – Aber es ist offensichtlich: Ich halte einen Burger und ein Bier in der Hand. Man vermute, ich habe Alkohol getrunken, und wolle das gerne testen, erklären sie mir. *Na gut – als Kind wollte ich schon immer mal in einem Polizeiauto mitfahren,* fällt mir ein. Das ist aber nicht witzig in diesem Moment, denn ich weiß: *Heute habe ich Scheiße gebaut!*

Der Burger ist schuld, denke ich. Klar hatte ich heute Abend im Biergarten gegessen und dabei schon einige Weizenbiere getrunken. Trotzdem hatte ich auf dem Heimweg plötzlich Heißhunger und dachte: *Ein Burger geht immer noch.*

Wir haben zwei Fastfood-Restaurants in der Stadt – da hatte ich mir heute wohl das Falsche ausgesucht. Es dauerte eine Ewigkeit, bis ich den

Burger endlich bekam. Jetzt überlege ich: *Haben die in der Zeit die Polizei gerufen, weil ich im Restaurant betrunken wirkte? Oder bin ich wirklich einfach zu schnell gefahren? Aber macht es denn überhaupt einen Unterschied, wie die Polizei es gemerkt hat?*

Ich stehe immer noch in der Einfahrt vor meiner Wohnung, während ich so sinniere. Dann lege ich den Burger zurück in mein Auto und steige in den Streifenwagen. Wie immer, wenn ich weiß, dass ich selber schuld an der Situation bin, bleibe ich ruhig. Freundlich und wahrheitsgemäß beantworte ich auf der Wache alle Fragen. Es ist auch mehr ein freundliches Gespräch als ein Verhör. Ich denke: *Alte Polizeischule?*

Dann darf ich pusten – das ist gar nicht so einfach. Ich mühe mich redlich und im zweiten Anlauf haben wir dann das Ergebnis: 0,549! *Das geht ja,* denke ich. Das Gerät zeigt allerdings nicht die Promille Alkohol im Blut, sondern mg/l – einfach ausgedrückt: das Ergebnis wird mal zwei gerechnet. Damit bin ich knapp unter 1,1 Promille – aber ganz knapp!

Das Ergebnis wird im Protokoll vermerkt und ich darf nach Hause, muss allerdings versprechen, heute kein Auto mehr zu fahren. „Mein Auto ist doch schon zu Hause.“, stelle ich fest. Ich darf den Autoschlüssel behalten.

Auf dem Nachhauseweg kommen die Gedanken: *Was bedeutet das? – Ein Fahrverbot von vier Wochen!* Viel mehr interessiert mich nicht. *Die vier Wochen fahre ich dann halt Bus oder Olli nimmt mich mit zur Arbeit oder ich mache Urlaub – das kriege ich hin!* Schadensbegrenzung – daran denke ich und an nichts anderes.

Zu Hause angekommen, hole ich den Burger aus dem Auto und in der Wohnung beiße ich rein. Der Burger ist kalt, aber gut. Mir ist allerdings der Hunger vergangen – so eine coole Socke bin ich dann doch nicht! Ich lege den Burger in den Kühlschrank und mich ins Bett – Lust auf Bier habe ich heute auch nicht mehr. Meine Gedanken kreisen: *Morgen ist Freitag, in sechs Stunden muss ich aufstehen. Ich werde mit dem Bus zur Arbeit fahren und dann ist auch schon Wochenende.*

Ich würde an dieser Stelle jetzt gerne sagen: Hier habe ich kapiert, ich trinke keinen Alkohol mehr. Oder ab hier fahre ich nicht mehr mit dem Auto, wenn ich Alkohol getrunken habe. Doch diese Einsicht kam erst später – viel später! Was ich damals wirklich über diesen Abend dachte? – *Der Burger war schuld!*

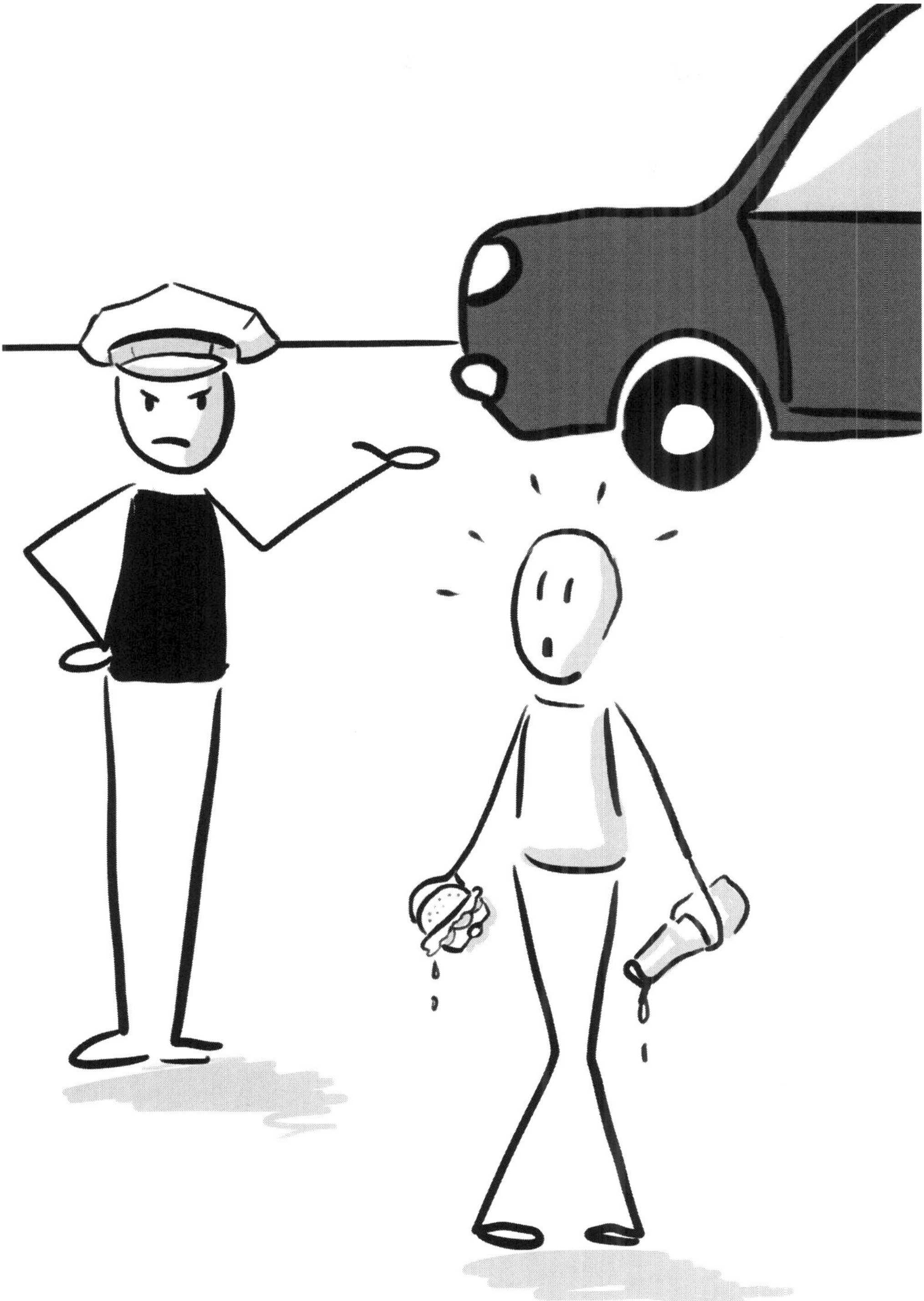

1.9 Verluste, verlorene Momente und verpasste Gelegenheiten

In meiner Erinnerung schien früher mit dem Alkohol immer alles schöner, lustiger und irgendwie bunter gewesen zu sein. Wenn ich heute aber nüchtern zurückblicke und genauer hinschaue, hatte ich gerade das eigentlich Schöne in vielen Lebensmomenten verloren und gegen Suff, Peinlichkeiten und Eskapaden eingetauscht. Indem der Alkohol immer mehr zum Selbstzweck wurde, habe ich vieles in meinem Leben durch ihn ganz einfach versäumt.

1.9.1 Verpasst und vorbei!

10 Gelegenheiten, die ich wegen Alkohol verpasste

1 I In Potsdam verpasste ich ein Drittel eines Konzertes von Roger Hodgson, weil ich im Hotel vorher betrunken eingeschlafen bin.

2 I Ich ließ ein Konzert von Fish aus, um mit einem Kumpel trinken zu gehen. Wir zerstritten uns an diesem Abend und ich verpasste eines der besten Konzerte!

3 I Bei der Zugfahrt nach Köln musste ich aussteigen, weil das Bier auf meine Blase drückte und das Klo im Zug defekt war. Ich hatte die Wahl, in Kall am Arsch der Welt auszusteigen oder in die Hose zu pissen. Auch an diesem Tag war ich zu spät beim Konzert.

4 I In Mannheim schlief ich während eines Konzerts betrunken ein.

5 I Bei AC/DC verpasste ich gute 30 Minuten des Konzerts, weil ich lieber am überfüllten Bierstand wartete als das Konzert zu erleben.

6 I Im Borussiapark bin ich betrunken gestolpert und die Treppe runtergestürzt. Ich kam mit blauen Flecken davon! Es war bei einem der eher seltenen Heimsiege gegen den FC Bayern München. Ich kann mich nur vage erinnern und weiß nur noch so viel. Manuel Neuer und ich hatten beide schon bessere Tage erlebt.

7 I In Leverkusen stieg ich nach dem Fußballspiel in den falschen Shuttle-Bus, weil ich zu viel getrunken hatte und nicht aufpasste, in welche Richtung der Bus wirklich fuhr. Hierdurch verpasste ich eine pünktliche Heimfahrt und kam erst sehr spät nach Hause.

8 I Ich verpasste drei Tore meiner Mannschaft gegen den SV Werder Bremen, weil ich während des Spiels dringend aufs Klo musste. Wir gewannen immerhin 5:1.

9 I Beim Wrestling in Oberhausen verpasste ich den Hauptkampf, weil ich mich wieder mal abgeschossen hatte und auf meinem Sitz in Reihe 1 eingeschlafen bin.

10 I Beim Film King Kong schlief ich nach einer Stunde des Films ein und wurde erst beim Abspann wieder wach, als mich der Kinobesitzer freundlich weckte.

1.9.2 Urlaub - Tag und Nacht mit Olli

„Ich komme mit!" Wir sind wie üblich im Auto unterwegs, trinken Bier und Olli beschließt spontan, mich in den Urlaub zu begleiten – ich habe soeben von meinen Reiseplänen nach Hamburg berichtet. Ich bin begeistert und gleich einverstanden. Außerdem planen wir fest, Silvester vorm Brandenburger Tor in Berlin zu feiern.

„Okay, aber unter zwei Bedingungen!", sage ich dann zu Olli. „Erstens: Ich mache vor Ort das Programm – und zweitens: Wir gehen uns nicht gegenseitig auf die Nerven."

Ich war zu dieser Zeit bereits mehrfach in der Hansestadt gewesen und kannte mich als Tourist wirklich gut aus. Ich hatte fast alles, was die Stadt zu bieten hat, schon mehrfach gesehen – und das war einiges! Ich freute mich sehr darauf, Olli die verschiedenen Seiten und Facetten meiner Lieblingsstadt zu zeigen, die er so bestimmt noch nicht kannte. Ich war so oft in der Hansestadt gewesen, dass ich die S- und U-Bahn-Verbindungen auswendig kannte. Ich wusste auch, welche Barkassen etwas taugen, was nur Touri-Nepp ist und wo du gut, günstig und regional essen kannst. Ich wusste, was Labskaus ist und dass Aalsuppe nichts mit dem Fisch Aal zu tun hat.

Olli hat einige beneidenswerte Eigenschafen. Da ist zum einen seine Spontanität und zum anderen kann er sich wie ein kleines Kind freuen. Es ist ein wunderbarer Anblick, wie er mit großen Augen und offenem Mund durch die Welt springt: So etwa wie ein 1,50 Meter großer, etwas tapsiger Riesenwelpe, der auf der Sommerwiese einem Schmetterling hinterherjagt – so lange, bis er das nächste Wunder entdeckt, das dann seine volle Aufmerksamkeit erfordert. Das kann mitunter auch sehr anstrengend für alle sein und so sind wir uns einig, dass es keine gute Idee ist, 5 Tage und 24 Stunden am Stück zusammen zu verbringen. Wir planen genügend Freizeit, Raum und Abstand für uns beide ein – so können wir dann gemeinsam in Urlaub fahren. Und was folgt, ist der schönste, schlimmste und vor allem anstrengendste Urlaub, den man sich wünschen oder vorstellen kann.

Es beginnt schon mit der Hinfahrt nach Hamburg: Gut gelaunt stehen wir am Montagmorgen an unserem kleinen Heimatbahnhof – zwei Gleise hat er! Wir haben jeweils alles in den Rucksack gepackt, was man als Mann so mitnimmt: eine Hose, 5 T-Shirts und für jeden Tag eine frische Unterhose und Socken; dazu je ein Kulturbeutel, das war's! Zusammen teilen wir uns außerdem einen gigantischen Reisekoffer: unseren „Schatz"! Darin haben wir palettenweise (ca. 50 + x) Halbliter-Bierdosen gebunkert – pfandfrei aus dem benachbarten Ausland. Wir rechnen damit, dass wir die letzte Dose auf der Rückfahrt am Freitag gemeinsam zischen werden – und falls nicht, würden wir den Rest der Dosen aufteilen und sie mit nach Hause nehmen. So lautet zumindest der Plan! Der „Schatz" war dann allerdings schon am Donnerstagnachmittag aufgebraucht.

Der Zug kommt an diesem Morgen pünktlich – Chapeau, Deutsche Bahn! Wir stehen leider am falschen Gleis und bis wir unseren Schatz – Lebendgewicht ca. 25 Kilo – zum Gleis 2 rübergewuchtet haben, ist der Zug auch schon wieder weg. Aber kein Problem, wir haben ja Zeit – und Bier. Und gute Laune!

An Gleis 2 warten wir auf den nächsten Zug, der eine halbe Stunde später ebenfalls wieder pünktlich ankommt – Chapeau, Deutsche Bahn! Wir stehen allerdings wieder am falschen Gleis: Diesmal ist es Gleis 1, auf dem die Bahn erneut ohne uns losfährt. Wir haben keine feste Zugbindung gebucht – das ist mit klarem Kopf einkalkuliert: Olli, ich und feste Fahrpläne – vergiss es! Aber so langsam darf es jetzt doch auch mal losgehen, finde ich. Den nächsten Zug kriegen wir dann auch – 1 ½ Stunden später als geplant starten wir endlich in den Urlaub und auch der Umstieg klappt einwandfrei. Yes!

Die Fahrt aus der Eifel bis zum Drehkreuz Köln ist sehr schön: Die Landschaft ist sehr grün, der Blick aus dem Fenster zeigt frische Wälder und satte Landschaften. Es fließt immer irgendwo ein malerischer Bach – ein Traum von Natur fliegt am Abteilfenster vorbei. Wir steigen um und ab Köln fliegt der Zug dann förmlich die Strecke in den Norden. Ab hier sind auch deutlich mehr PS am Start als zuvor bei der gemütlichen Eifelbahn. Wir haben echt gute Laune im Zug, diskutieren unsere Pläne und streiten über Kleinigkeiten – wie immer.

Dann findet Olli auf einmal sein Bahnticket nicht mehr. Der Fehler muss wohl bei mir liegen, meint er: Soeben hatte er es noch und ich habe es dann wohl versteckt, als er einen Moment lang wegschaute. Ich lache laut: „Nie im Leben war ich das!“, sage ich, aber Olli schimpft weiter. „Wann denn? Wo denn?“, frage ich und bin mir keiner Schuld bewusst.

Olli wird richtig pissig: „Wenn mein Ticket nicht auftaucht, dann fahre ich gleich wieder nach Hause.“ Er riecht nach Bier, ich auch – wir haben unser Abteil ganz schön in Beschlag genommen.

„Okay, wenn du meinst!“ Ich zucke mit den Schultern und öffne mir das nächste Bier.

Olli blickt finster, trinkt sein Bier aus und meint böse: „Wenn das ein Scherz ist, Marco, dann ist jetzt der Zeitpunkt, ihn aufzulösen. Ich finde das nicht witzig!" Ein letztes Mal durchforstet er seinen Rucksack – und da ist das Ding!

Ich traue mich, Olli Kahn zu imitieren. „Nicht witzig!", findet er – aber grinsen muss er trotzdem.

So war das oft mit uns: Wir verstanden uns gut. Es war witzig und immer unterhaltsam mit uns beiden; wir waren meistens angetrunken, sehr oft betrunken und manchmal auch richtig drüber. Diese Freundschaft währte zig Jahre, in denen wir uns fast täglich sahen und doch nicht einen einzigen kompletten Tag nüchtern Zeit miteinander verbrachten. Als Trink-Buddies teilten wir Geheimnisse, die wir nüchtern nicht mal unserer Familie mitteilen oder erzählen konnten. Wir waren Trinkende, die einander Halt gaben, und unsere Freundschaft war ein ewiger Kreislauf aus Trinken, Feiern und Eskapaden. Wir fühlten uns frei – und merkten nicht, wie gefangen wir in dieser Tretmühle aus Feiern und Saufen waren. Wie gemeinsam Ertrinkende hielten wir uns aneinander fest.

Ich denke an diese Zeit mit Wehmut, Traurigkeit und Freude zurück. Mit Freude, weil wir echt viel gemeinsam gemacht haben, Spaß hatten und viel unterwegs waren. Mit Wehmut, weil diese Zeit unwiderruflich vorbei ist. Ich bin allerdings auch froh und erleichtert darüber, dass diese Zeiten hinter mir liegen und das Kapitel endgültig für mich abgeschlossen ist. Traurig macht mich, wenn ich jetzt erkenne, dass wir gar nicht wirklich so frei und clever waren, wie wir damals dachten: Wir fühlten uns wie Rebellen, Freigeister und Outsiders, die das System ausspielen und es draufhaben!

Solche Urlaube waren typisch für unsere gemeinsame Zeit. Ich könnte 1001 Geschichten erzählen, die wie Märchen klingen und doch so wahr sind, dass sie weh tun. Denke ich an gemeinsamen Urlaub mit Olli, dann flackern in meinem Kopf diese Blitzlichter mit Highlights und Lowlights der Urlaubstage auf:

Beim Klubkonzert meiner Lieblingssängerin standen wir in der ersten Reihe und Olli schrieb spontan ihre Texte auf seinem Handgelenk mit, weil er von den Zeilen so berührt war. Beim selben Konzert störten wir aber die anderen Zuschauer und vermutlich auch die Sängerin, weil wir uns super laut miteinander unterhielten. Ein aufgebrachter Fan sprach uns später klar und deutlich darauf an, wie scheiße wir uns verhalten hätten. Wir waren ehrlich überrascht, denn wir hatten uns selbst gar nicht so wahrgenommen. Wir waren schon ziemlich gut dabei und nach dem Konzert gingen wir backstage, als die Tür offen war, aßen etwas vom Buffet und erhaschten einen Blick auf die Sängerin – dann verdrückten wir uns aber rasch, ehe uns jemand entdecken und rauswerfen konnte.

Im Miniaturwunderland am nächsten Tag in Hamburg betrachteten wir stundenlang Modelleisenbahnen. Unsere Laune und Stimmung wurde nur getrübt von der Tatsache, dass Olli irgendwann sein Handy vermisste und nicht wusste, ob er es verloren oder einfach in der Jugendherberge vergessen hatte. Letzteres war der Fall – wir mussten aber trotzdem nach der Hälfte der Räume aus dem Wunderland raus, um das abzuchecken. Als wir das Handy dann wiedergefunden hatten, tranken wir auf den Schreck sofort ein Bier und kehrten zu den Hamburg Dungeons zurück, wo mit uns dann eine besonders lebhafte interaktive Führung durchs historische Hamburg stattfand.

Am folgenden Abend hätten wir beinahe den gebuchten Quatsch Comedy Club verpasst, weil Olli und ich uns den Tag für Solounternehmungen freinahmen. Ich war in Hagenbecks Tierpark und anschließend beim Portugiesen am Hafen gut essen und trinken. Das Bier kostete 1 Euro – Geheimtipp!

In der Zwischenzeit kam es so, dass Olli sich alleine mit Alkohol abschoss und auf den „Comedy-Scheiß" dann keinen Bock mehr hatte. Schnarchend schlief er nachmittags seinen Rausch aus, aber als wir dann doch noch kurz vor knapp zum Quatsch Comedy Club hin sind, war er natürlich restlos begeistert. Und hinterher quatschte er eine komplette Stunde lang mit einem der Comedians! Zu diesem Zeitpunkt hatte ich mich dann allerdings abgeschossen.

Betrunken lernten wir immer wieder andere betrunkene Saufkameraden und Zufallsbekanntschaften kennen. In Hamburg gab es deswegen Stress und fast eine Schlägerei, als unser neuer Freund auf zu viel Alkohol hin aggressiv wurde. Und in Berlin landeten wir mit dem Spanier Carlos in einer Nachmittagsvorstellung des Kinofilms und Oscar-Gewinners „Das Leben der Anderen". Olli und ich schliefen an unterschiedlichen Stellen des Films ein und so konnten wir uns gegenseitig über die Handlung auf dem Laufenden halten. Unser Spanier aber verstand kein Wort. Olli glaubte mir das nicht und so fragte ich Carlos, wo in Deutschland denn der Film spiele: Westdeutschland oder Ostdeutschland? Carlos verstand die Frage nicht, geschweige denn dass er die Antwort gewusst hätte. Er hatte einfach nur betrunken Anschluss gesucht und fand es lustig mit uns – und das war es auch!

Nach dem Film gab es lecker Chili con Carne und jede Menge mexikanisches Bier für kleines Geld in einem brasilianischen Restaurant für Einheimische in Berlin-Mitte. Berlin ist wie ein Flickenteppich – eine sehr bunte Stadt. Nirgendwo sonst in Deutschland sind die Gegensätze so nah beieinander: Ost und West, Tradition und Moderne, Lokalpatriotismus und internationales Flair, Arm und Reich, ... In Berlin tranken wir in der Bar des Ritz Carlton Whiskey und pafften Zigarren. Wir unterhielten uns wie selbstverständlich mit Geschäftsleuten und beobachteten den Streit eines Jungunternehmers, der richtig nach Geld aussah, mit seiner superhübschen Model-Freundin, die schließlich wütend abdampfte.

„Brasilianerin! Du kannst nicht mit ihnen leben und nicht ohne sie. Aber das kennt ihr ja bestimmt“, sprach dieser junge Typ uns unvermittelt an.

„Ja, klar – typisch!“, entgegnete Olli. „Wenn sie nur nicht so hübsch wären!“ Wir nickten: Ja, die war wirklich hübsch.

„Die sind doch alle gleich!“, meinte ich dann – dabei kannte ich nur Jana Ina aus Funk, Film und dem Playboy. Die fand ich nett und auch hübsch – hätte mich aber im Leben nicht getraut, sie anzusprechen.

Ein kurzer Blick, ein hastiges „Ich geh mal nach ihr gucken“ – und weg war dieser Jungunternehmer aus Berlin; er suchte seine Model-Freundin. Olli und ich sanken zufrieden mit uns in die tiefen Sessel der Bar und tranken einen weiteren Whiskey. Die Welt war gut zu uns!

Endlich war der 31.12. des Jahres gekommen – der Grund für unsere Reise nach Berlin: Silvester! Wir wollten vors Brandenburger Tor und dort ins neue Jahr feiern: Hier im Zentrum von Berlin fand wie jedes Jahr die Megasause satt, die auch live im TV übertragen wurde. Ich freute mich auf jede Menge Stars und Livemusik – Silvester! Hach!

Endlich war es so weit, der gefühlte Höhepunkt des Jahres rückte näher. Olli und ich waren abends wie immer spät dran. Wir näherten uns zu Fuß dem Brandenburger Tor und schoben uns durch die Massen Richtung Einlass. Es war eine Riesen-Wallung – und das nicht nur, weil der Event gratis war und keinen Eintritt kostete. Mega! Millionen Berliner und Gäste der Stadt feierten, und wir waren mittendrin! Ich fühlte grenzenlose Freude.

Olli stoppte just und schaute mich ernst an: „Ich komme nicht mit. Ich bekomme Panik in so großen Menschenmengen."

„Das fällt dir ja früh ein!" Ich war perplex und schaute Olli fassungslos an. Ich dachte: *Wie? Was? Was soll der Scheiß?*

Aber ich hatte mich nicht verhört: Er kehre jetzt zum Hotel Ritz zurück, meinte er, und ließ mir die Wahl, ob ich mitkommen und wir uns gemeinsam in die Silvesterveranstaltung des Ritz einkaufen würden. Er habe das schon klargemacht, meinte er, Tickets seien bereits für uns hinterlegt, wir bräuchten nur hinzugehen und zu bezahlen. Er würde mir das auch vorstrecken oder zur Entschädigung komplett bezahlen, wenn ich wolle.

Ich wollte nicht – und ich war echt sauer! Es war schon ziemlich spät, wir wären jetzt eh nicht bis ganz nach vorne zum Brandenburger Tor gekommen – und jetzt das?! Unsere Wege trennten sich hier. Ob Olli wirklich Panik hatte oder das eine Egonummer von ihm war, wusste ich nicht – ich war auf jeden Fall wütend! Hätte er mir das eher gesagt, dann wäre ich alleine losgezogen und stünde schon lange mit einem Bier in der Hand vor der Bühne. So war das, wenn wir beide getrunken haben: Meistens war es schön und lustig, eigentlich verstanden wir uns gut – und dann gab es doch immer wieder Zoff. Und immer war es schön chaotisch!

Apropos chaotisch – auch auf dem Rückflug gab es „kleine Turbulenzen": Olli meinte im Flugzeug, er hätte den Autoschüssel in Berlin verloren. Ich machte mir den ganzen Rückflug über Sorgen, wie wir nach Hause kämen, aber dann war der Schlüssel doch in Ollis Gepäck – Glück gehabt! Dafür war dann aber der Tank von Ollis Autos leer, denn auf dem Hinweg hatten wir umkehren müssen, statt zu tanken, weil einer von uns (Olli) seinen Personalausweis vergessen hatte.

Nun, Lamentieren nützte nichts: Wir mussten zuerst tanken, wenn wir mit diesem Auto nach Hause wollten. Mit dem letzten Tropfen Sprit kamen wir schließlich bis kurz vor eine Tankstelle und es klappte am Ende ganz knapp: Wir kauften einen Kanister, schleppten das Benzin zum liegengebliebenen Auto und konnten nach Hause fahren. Ich beschloss, ab diesem Tag weniger Alkohol zu trinken, und hielt das dann ganze zehn Tage lang durch, bis Olli im Januar seinen Geburtstag feierte.

Es war wie gesagt der schönste und schlimmste Urlaub gleichzeitig – und vor allem war es chaotisch und super anstrengend. Im Rückblick war zweifelsohne ein Grund für all das Chaos und die Anstrengungen, dass wir jeden Tag von morgens bis abends Bier tranken. Im Urlaub habe ich mir vieles mit Alkohol und Trinken kaputtgemacht.

Apropos kaputt machen – wo waren wir stehen geblieben? Ach ja: Silvesterabend in Berlin. Ich blieb alleine am Eingang zum Brandenburger Tor zurück und war für den Einlass tatsächlich viel zu spät am Gelände angekommen – nun kam ich gar nicht mehr auf das eigentliche Gelände vor dem Brandenburger Tor rauf. Dort fand nun die Party statt – wegen Überfüllung geschlossen!

Ich war extra hierfür nach Berlin gereist: für die Party vor dem Brandenburger Tor! Nun konnte ich machen, was ich wollte – der Platz war zu und die Party fand ohne mich statt. Ich lief einmal außen rum und schaute nach einem anderen Eingang – keine Chance! *Das darf doch nicht wahr sein,* dachte ich. *Nein! Nein! Nein!*

Was soll ich sagen? Ich sah die Show dann tatsächlich doch noch – allerdings nicht vorm Brandenburger Tor, sondern im Hotelzimmer im TV. Unverrichteter Dinge war ich schließlich hierher zurückgekehrt, denn auf Olli und Ritz Carlton hatte ich jetzt echt keinen Bock. In dem kleinen Hotelzimmer angekommen, begann ich, die letzten Bierdosen zu leeren. Im Fernsehen fand ich schnell den Sender, der das Spektakel live übertrug. Die gut aufgelegte Moderatorin präsentierte gerade den nächsten Superstar, als ich einschaltete: „Wir sind LIVE in Berlin, liebe Zuschauer!" Die Fans waren happy, winkten und lachten in die Kameras – oh mein Gott!

Es war nicht das erste und sollte auch nicht das letzte Silvester sein, an dem ich betrunken war – aber selten vorher und nachher war der Jahreswechsel so beschissen. Ich fühlte mich einsam, traurig und einfach nur frustriert. Im TV wurde von 10 runtergezählt: 10 – 9 – 8 – 7 – 6 – 5 – 4 – 3 – 2 – 1 – Jubel und Feuerwerk: *Frohes Neues Jahr, Berlin!*

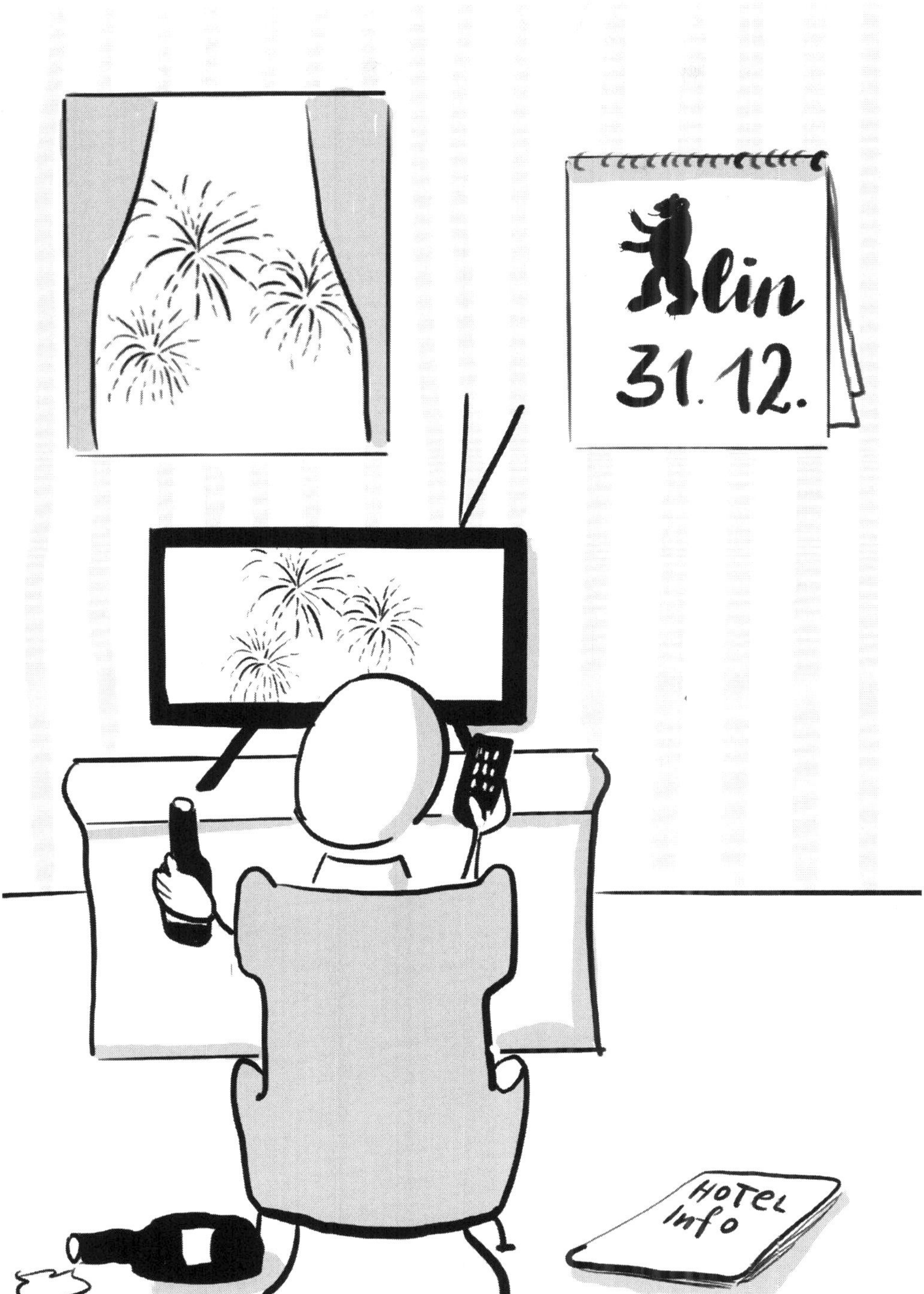
lin
31. 12.
HOTEL
Info

1.9.3 Was hat mich der Alkohol gekostet?

1 I Gesundheit

Meine Gesundheit hat Schaden genommen. Ich hoffe, ich habe rechtzeitig mit dem Alkohol aufgehört und mein Körper erholt sich wieder.

2 I Lost Opportunity Costs

Viele Gelegenheiten und Möglichkeiten habe ich verstreichen lassen und versäumt – und alles nur, weil ich vom Trinken zu müde und zu bequem geworden war und lieber einfach weitertrinken wollte.

3 I Mut und Selbstvertrauen

Für kurze Zeit war ich aufgepumpt wie Hulk – aber auf Dauer blieben mir nur Scham und Angst: Alkohol zerstörte mein Selbstvertrauen.

4 I Beziehungen

Ich habe Menschen vor den Kopf gestoßen, beleidigt und vergrault – und es war mir egal, solange ich nur trinken konnte. Ich war gut und treffend mit Worten – und betrunkene Worte holst du nicht zurück. Betrunkene sagen nicht die Wahrheit, sie verletzen einfach nur Menschen.

5 I Geld

Wenn ich am Wochenende ausging, plante ich immer ein Budget von 50 Euro ein – es reichte selten bis zum Montag. Und ich trank fast jeden Tag: Selbst wenn ich mit nur einem Glas Wein oder Bier am Tag rechne, bin ich schnell bei vielen Euro an „laufenden monatlichen Kosten“, die ich in den Alkohol investierte. Nicht zählen kann und möchte ich:

- verlorene Schlüssel, Ausweise, Mützen, Tickets, Eintrittskarten, Bilder, Kopfhörer usw.
- Dellen und Schrammen am Auto
- heruntergefallene Flaschen, Handys, Sammelstücke usw.

Das alles hat der Alkohol mich gekostet. Die gute Nachricht ist, dass mit dem Nüchternsein auch fast alles wieder zurückkommt – manches langsam und anderes schneller. Die Gesundheit braucht noch etwas Zeit, aber der Mut ist schon wieder da! Ich treffe alte Freunde und neue Bekannte.

Eines ist auf jeden Fall sicher: Alkohol kostet dich etwas, er hat seinen Preis – immer! Vieles, was ich ohne Alkohol spare, investiere ich jetzt endlich in mich, und einen Teil spende ich auch – nur der Alkohol, der geht jetzt leer aus!

1.9.4 Schlimmer geht's immer!

Es ist schlimm genug, betrunken Dinge zu versäumen. Noch schlimmer aber ist das, was ich aktiv tat, als ich Alkohol getrunken habe:

1 I Obwohl ich bereits zwei Schlaganfälle hatte, habe ich weiter Alkohol getrunken.

2 I Ich bin als Beifahrer fast gestorben und habe mir buchstäblich in die Hosen geschissen, als uns nachts ein LKW von der Autobahn abdrängte. Wir waren beide betrunken, konnten aber unverletzt weiter nach Hause fahren.

3 I Wegen Trunkenheit am Steuer habe ich meinen Führerschein für vier Wochen verloren.

4 I Während eines Konzerts habe ich im Konzertsaal betrunken in meinen leeren Bierbecher gepinkelt. Keiner hat es gemerkt!

5 I Im Urlaub in Hamburg habe ich mein komplettes Girokonto und die Kreditkarte durchgebracht, bis ich weniger als einen Euro in der Tasche und nichts mehr auf dem Konto hatte.

6 I Ich habe betrunken mit Frauen geschlafen, die mir total egal waren.

7 I Ich habe anderen die Schuld für das gegeben, was in meinem Leben nicht gut gelaufen ist.

8 I Ich habe freche WhatsApp-Nachrichten und Kommentare geschrieben, um Leute zu verletzen.

9 I In der Nacht vor dem Umzugstag unseres Nachbarn habe ich in den Aufzug gekotzt, den er für den Umzug brauchte.

10 I Ich habe einer Freundin betrunken gesagt, niemand könne sie leiden und sie sei nichts wert.

1.10 Letzte Male

Wie war das am Ende mit mir und dem Alkohol?

1.10.1 Das Ende von Dick und Doof

Ende der 2010er Jahre:

Die Wege von Olli und mir trennten sich. Wir hatten einen Disput: Ein ehemaliger Weggefährte, der Pudel, heiratete. Seine erste Eheschließung mit einem markanten Lockenkopf war an seiner Forderung nach einem Ehevertrag gescheitert. Ich als Romantiker meinte, ich würde so etwas nie von meiner Frau verlangen – und Olli vertrat die konträre Meinung. Olli und ich waren beide Junggesellen – diese Frage stellte sich für uns also de facto gar nicht: Ob mit oder ohne Ehevertrag, für uns beide war ja mal gar keine Frau in Sicht! Aber für den ehemaligen Weggefährten wussten wir es dennoch beide besser.

Was aber war des Pudels Kern? – An sich war dieser Disput für mich nur der letzte Auslöser, um mich von Olli loszusagen. Ich hatte schon lange überlegt, dass sich unsere Wege besser trennen sollten, und tatsächlich hatten wir auch schon mal Funkstille gehabt, aber damals hatte ich diese „Freundschaft" doch noch nicht aufgeben wollen.

Nun aber war es so weit: Es war ein lautstarker Streit am See und da wir beide uns lange und gut kannten, wussten wir natürlich auch, welche Knöpfe wir drücken mussten, um den jeweils anderen auf die Palme zu treiben.

„Ich glaube, du verträgt den Alkohol nicht, Olli", sagte ich zu ihm. Das saß! Ich wusste, es war die ultimative Beleidigung für Olli – das konnte er gar nicht ab.

Er meldete sich dann auch am nächsten Tag nicht wie üblich und ich meldete mich gar nicht mehr – hatte ich ihn doch schon endgültig aus meinem Leben verabschiedet. Ich weiß meine Abschiedsworte noch, als hätte ich sie ihm erst heute gesagt: „Danke, das war heute sehr aufschlussreich – ich werde daraus meine Konsequenzen ziehen. Tschüss, mach's gut, ich wünsch dir was!"

Das war verklausulierte Wut. Wir hatten danach beide keinen wirklichen Gesprächsbedarf mehr und uns nichts mehr zu sagen. Ich war überrascht, wie egal mir der Abschied letztlich war: Obwohl wir über 10 Jahre Fahrgemeinschaft und fast 20 Jahre gemeinsam verbrachte Stunden und Gespräche hinter uns hatten, spürte ich zu diesem Zeitpunkt keinerlei Trauer oder Bedauern über dieses dann doch sehr abrupte Ende – denn tatsächlich war unsere Freundschaft schon lange vorher auf der Strecke geblieben.

Wir hatten uns eine ganze Weile vorher schon nicht gut verstanden. Ich dachte mir damals: *Aber hey! Jede Freundschaft hat auch ihre Tiefen.* Wir spürten immer eine Verbundenheit – auch mal nüchtern, aber besonders dann, wenn wir tranken. Nüchtern hatten wir uns eigentlich nie viel zu sagen, der Alkohol spielte immer eine Rolle. Und dieser Anteil, den das Trinken an unserer Freundschaft hatte, wurde mit der Zeit gefühlt auch immer größer.

Wir gingen z.B. gerne nach Feierabend eine Runde um den See, um den Tag Revue passieren zu lassen – und dabei Bier zu trinken, logo! Die Strecke um den See ist ca. 3 km lang. In der Anfangszeit tranken wir bei jeder Runde ein oder maximal zwei Bier, in der Schlussphase waren wir beide bei vier bis sechs Bieren pro Runde angelangt. Das waren 500 Milliliter Bier auf 500 Metern Strecke! Neben Olli konnte ich mich immer gut verstecken – trank er doch immer mehr, schneller und gnadenloser als ich. Immer hatte er den Rucksack mit dem Bier dabei.

Wir redeten viel miteinander – das heißt aber nicht, dass wir uns auch wirklich zuhörten. Natürlich wissen wir trotzdem vieles übereinander, denn betrunken erzählten wir uns fast alles. Was ich hier über uns schreibe, ist harmlos und zumeist sowieso schon bekannt. Wer uns beide kennt, wird enttäuscht sein, wie wenig „Skandalöses" ich über uns zu berichten habe. Aber sorry, das wird hier keine Abrechnung – wozu auch?

Dennoch war es für mich wichtig, auch diese Zeit meines Lebens zu beleuchten und zu reflektieren, um zu verstehen, welche Rolle der Alkohol in meinem Leben spielte. Und es sind gerade die Zeilen über diese Zeit, die mich mit am traurigsten machen: War diese Zeit lustig und unterhaltsam? – Beim Schreiben zumindest ist mir das Lachen im Halse steckengeblieben.

Dennoch blicke ich auf die Zeit mit Olli mittlerweile auch mit Wohlwollen zurück. Der Ärger ist verflogen, die guten Erinnerungen an ihn und seinen Minipli bleiben – und das Wissen, dass der Alkohol fester Bestandteil in unserem Leben und in dieser Verbindung war.

Es dauerte trotzdem noch Jahre, ehe ich aufhörte, zu trinken. Olli trinkt offenbar weiter: Ab und zu erzählt mir jemand, dass er ihn gesehen hat, wie er sein Bier kaufte und mit seinem Rucksack voller Bierdosen loszog. Ab und zu sehe ich ihn selbst – wir grüßen uns knapp und schauen uns dabei kaum an. Natürlich kriegen wir beide mit, was der andere so macht, aber wir gehen getrennte Wege – und das ist gut so, für uns beide. Ich wurde letztlich nüchtern und bleibe es. Wie ich höre, hat Olli mit seiner Freundin Nachwuchs bekommen – ich wünsche ihm und seiner Familie alles Gute.

1.10.2 Heiliger Bimbam am Heiligabend

Das letzte Mal wirklich mit Alkohol abgeschossen habe ich mich am 24.12.2018. Ich erinnere mich noch heute gut an diesen besonderen Tag, denn ich hatte mich nach sehr langer Zeit mit Tomate und dem Schweden wiedergetroffen – meinen Jugendkumpels von damals. Und das am Heiligabend – es war wie ein Weihnachtswunder.

Es fing ziemlich harmlos an: Nachdem wir uns über die Jahre aus den Augen verloren hatten, bekamen wir über Umwege wieder unsere gegenseitigen Kontaktdaten. Nach etwas Hin und Her verabredeten wir drei uns zum Frühschoppen in einer Kneipe – am Heiligabend morgens hatte schließlich jeder von uns Zeit. Wir fanden dieses Wiedersehen eine hervorragende Idee.

Wir sind Männer – und damit verläuft das Wiedersehen etwa so: Wir sehen uns nach Jahren und fragen: „Wie geht's?“ Wir antworten: „Gut!“ und wenn wir sehen, dass es dem anderen gut geht, dann reicht uns das auch. Wir müssen nicht jede Lebenskrise und Geschichte erfahren, die passiert ist – die Lebensgeschichte kann warten. Wir möchten einfach nur eine gute Zeit miteinander verbringen, in alten Geschichten schwelgen und erzählen, was in unserem Leben gerade so passiert – und dabei natürlich Alkohol trinken!

Wir tauschen Anekdoten aus, erzählen von früher und auch vom Heute – und wir trinken Runden. Wir lachen, wir frotzeln, wir sind verbunden und eine Runde folgt der anderen. Wir haben nicht viel Zeit und wollen möglichst viel zusammen trinken. Die Wirtin wittert Umsatz und als die erste Runde mit Schnäpsen kommt, nimmt das Unheil seinen Lauf. Ich habe Schnäpse noch nie gut vertragen – aber heute ist nur einmal und „so jung kommen wir nie wieder zusammen". Wir trinken also weiter.

Tomate muss nach einer Stunde eigentlich los – wir bestellen noch eine Runde. Tomate sagt, er müsse nun wirklich los – und wir trinken danach noch eine Runde. Tomate soll eigentlich noch Autofahren. Wir trinken wieder eine Runde, da kommen schon neue Schnäpse. Tomate wirkt etwas verzweifelt, aber das ist jetzt egal.

Tomate bestellt selber noch mal Schnaps und die nächste Runde kommt prompt. „Das soll die letzte Runde sein", sagt Tomate.

„Na klar!" Wir lachen, die Wirtin lacht laut mit.

Drei Runden später hat Tomate ein echtes Problem: Er muss sich jetzt doch abholen lassen – und er soll doch heute das Weihnachtsessen für die Familie kochen. Das ist richtig Arbeit und er braucht einen klaren Kopf! Das hatten wir nicht gewusst – und bestellen auf den Schreck noch eine allerletzte Runde. Tomate geht dann schließlich und ich glaube, heute kocht seine Frau – vor Wut wahrscheinlich!

Ich sehe schon Sterne tanzen, der Schwede bestellt noch eine Runde. „Oh nein!", sagt er, „meine Frau kommt in einer halben Stunde. Wir müssen uns beeilen!"

„Na dann!" Ich bestelle die nächste Runde. „Einer geht noch!"

Der Schwede bietet an, seine Frau könne mich heimfahren – ich bin aber eh zu Fuß da und muss gar kein Auto fahren. Es geht nichts über eine gute Planung – der Schwede und ich sind halt Profis: Selber fährt keiner mehr von uns.

Die Wirtin bringt schon wieder Schnäpse, der Schwede und ich quatschen und trinken. Richie Rich ist weggezogen – wir trinken die nächste Runde auf ihn! Wir planen eine Radtour, Tomate muss auch mit – und noch eine Runde bitte!

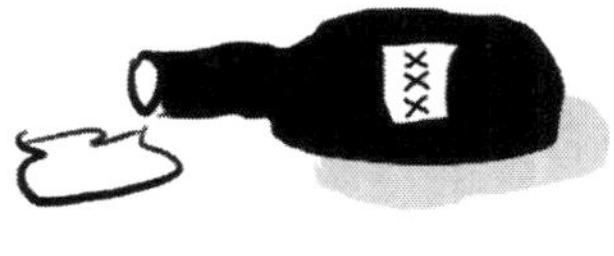

Die Wirtin kommt, diesmal allerdings ohne Schnäpse, und sagt zu uns: „Draußen steht eine Frau mit einem

Kleinkind." Die Kneipe ist mittlerweile proppenvoll und verraucht – kein Ort für kleine Kinder!

„Wie sieht sie denn aus?", fragt Tim, der Schwede. Die Wirtin beschreibt die Frau und Tim nickt zustimmend: „Das ist meine Frau!" Okay, wie viele Frauen mit Kleinkind werden auch zur verabredeten Zeit genau vor dieser Kneipe warten?

Die geschäftstüchtige Wirtin bringt uns keine Schnäpse mehr und zählt die Runden. Sie macht uns die Rechnung. „Das ist kein Ort für Familie", meint sie.

Der Schwede übernimmt die Rechnung und legt einige Scheine hin – er gibt ein fettes Trinkgeld!

„Was kriegst du?", frage ich.

„Passt schon, ihr seid eingeladen!" Tim winkt ab.

Er freut sich sichtlich, dass wir uns heute gesehen haben und er die Runde übernehmen konnte. Das ist halt auch typisch Männer: Wir prügeln uns fast drum, wer die Getränke zahlt, und wir machen das gerne – weil wir wissen: Der andere wird sich revanchieren und weiß das echt zu schätzen. Danke, Schwede!

Wir gehen raus. Insgesamt waren wir gute 120 Minuten in der Kneipe – Tomate war total strack, der Schwede wankt und ich kriege die Zunge nicht mehr rum. Seine Frau hat die Kleine im Arm und strahlt uns an. Der Schwede besteht drauf, dass ich mich nach Hause fahren lasse. Freudig stellt er mich seiner Liebsten vor: „Das ist mein Jugendfreund Marco!"

Sie freut sich ehrlich, mich kennenzulernen – ich bin aber unsicher, es ist mir etwas peinlich. Ich bin so voll, dass ich die Zunge nicht mehr unter Kontrolle habe und stinke wie eine Schnapsfabrik. Die Frau fährt, der Schwede erklärt ihr den Weg und die Kleine hinten im Kindersitz neben mir gluckst vor Vergnügen.

Die Fahrt ist wirklich kurz. Beim Schweden ist alles okay, er wird nicht das erste Mal so abgeholt. „Wir sehen uns wieder!", verabschieden wir uns. Wie ich später erfahre, war bei Tomate nicht alles okay – seine Frau war stinksauer. Ich weiß nicht, ob er gekocht hat, denke aber: eher nicht.

Auf mich wartet zu Hause niemand – keine Frau, keine Kinder, nicht einmal meine Katze. Sie weicht vom Bett, als ich komme und mich in Klamotten aufs Bett fallen lasse, wo ich direkt fest einschlafe. Tja, Marco – ein Glas war heute schon zu viel und tausend waren nicht genug. Ich hatte angefangen zu trinken – und wieder nicht mehr aufhören können. Stunden später werde ich wach und bin einigermaßen in der Lage, normal zu funktionieren und klar zu denken.

Mein zweiter Schlaganfall war damals schon über ein Jahr her und ich dachte: *Was mache ich denn da? – Um Himmels willen!* Die Freude über das Wiedersehen mit den alten Freunden war schlagartig vorbei und mich ergriff das schlechte Gewissen. Mein Selbstvertrauen war total im Keller und ich wusste wirklich nicht, was ich tun sollte: *Wie schaffe ich es nur, endlich mal weniger Alkohol zu trinken?*

Und obwohl dieser Heiligabend der letzte Absturz war, würde es noch fast ein ganzes Jahr dauern, bis ich wirklich komplett damit aufhören würde, Alkohol zu trinken. Am Ende des Tages habe ich mich natürlich doch über das Wiedersehen gefreut – aber ich schwor mir, beim nächsten Mal keinen Alkohol zu trinken. Zu meiner eigenen Überraschung würde ich dieses Versprechen an mich selbst dann tatsächlich einhalten.

1.10.3 Das wirklich allerletzte Mal!

Oktober 2019:

Es ist eine ganz normale Arbeitswoche. Im Restaurant esse ich abends eine leckere Pizza – Flammkuchen, die Spezialität des Hauses. Das steht zumindest auf der Speisekarte. Obwohl es schon kühl ist, setze ich mich auf die Terrasse vor dem Restaurant und schaue mich um. Es sind nur wenige Gäste draußen, aber der Marktplatz ist wirklich schön: Die Innenstadt ist ein historisches Ambiente und das Auge isst ja mit. Ich denke mir: *Das Leben ist gut.*

Schon am Nachmittag auf der Arbeit habe ich überlegt, wo ich heute Abend etwas essen und vielleicht auch trinken kann. *Vielleicht? – Haha!* Natürlich war mir klar, dass ich auch heute wieder ein oder zwei Weizenbier trinken würde. Der Plan war wie folgt: Wie jeden Tag fahre ich mit dem Bus nach Hause und auf der Hälfte der Strecke gibt es einen schönen Ort namens Echternach. Hier steige ich aus, gehe zu dem netten Restaurant, esse etwas – und fahre dann mit dem nächsten Bus weiter nach Hause. Ich liebe es, wenn ein Plan funktioniert. Ich habe dann tatsächlich eine leckere Pizza gegessen und zwei, drei Weizenbier getrunken. Geplant waren ja nur ein oder zwei Weizenbiere, aber ich wurde wie so oft „Opfer der Umstände".

Nach der Bestellung kommt das Getränk sehr schnell auf den Tisch. Ich habe es fast schon leer getrunken, als die Pizza kommt. Ich bestelle das zweite Bier, das ebenso schnell kommt. Die Bedienung ist sehr aufmerksam – schön! Ich weiß nicht, warum gerade dies die Spezialität des Hauses sein soll, aber die Pizza schmeckt wirklich gut und ich überlege: *Ist das wirklich Original-Flammkuchen?* Noch während des Essens bestelle ich das dritte Bier – damit bin ich insgesamt bei 1,5 Litern Bier und obwohl ich eigentlich Lust hätte, verzichte ich nach dem Essen auf das vierte Bier und zahle die Rechnung. Wie immer, wenn ich getrunken habe und mich wohl fühle, gebe ich ein viel zu gutes Trinkgeld.

Und dann ist es auch schon Zeit zu gehen, um den nächsten Bus nach Bitburg zu erwischen. Obwohl meine Blase drückt und sich bereits bemerkbar macht, gehe ich nicht mehr auf Toilette und direkt los. Ich bin etwas knapp dran, aber der Bus hat schließlich Verspätung. *Na toll, da hätte ich doch noch auf Klo gekonnt, denke ich, aber egal! Ich bin ja schon in einer halben Stunde zu Hause. Bis dahin wird es schon gehen.*

Ob es die Kälte, die Trinkmenge oder sonst etwas ist – keine Ahnung, aber ich muss doch dringender, als ich gedacht hatte: Auf dem Weg von der Bushaltestelle in Bitburg zu meiner Wohnung pinkle ich mir fast in die Hose. Ich ärgere mich über meine „Mädchenblase" und frage mich, warum das eigentlich so heißt. Mit Pipi in den Augen und zusammengepitschten Beinen komme ich endlich zu Hause an. *So, jetzt noch die Haustüre öffnen, denke ich, und bitte jetzt keine Nachbarn im Hausflur, die mich aufhalten. Ja!* Ich rufe den Aufzug, der immer ewig braucht, bis er da ist – aber ich bin nicht in der Lage, die Beine weit genug auseinanderzukriegen, um noch die Treppe zu nehmen. *Jetzt der Wohnungsschlüssel. Ja!* Meine Katze freut sich, als ich nach Hause komme – ich schiebe mich in die Wohnung und an ihr vorbei. Im Gehen löse ich meinen Gürtel und haste mit schlackernden Hosenbeinen ins Bad. *Ahhhh!*

Der Klodeckel ist oben – *halleluja!* Mit einer Pirouette drehe ich mich, ziehe die Unterhose runter, lande auf dem Ring und mit einer koordinierten Meisterleistung gelingt die Punktlandung – keine Millisekunde zu früh! Es gibt wirklich kein befreienderes Gefühl als zu Pinkeln, wenn du wirklich musst – und nachdem ich doch recht viel getrunken und dann ziemlich lange eingehalten habe, ist es in diesem Moment besonders schön. Nirgendwo war unterwegs eine Gelegenheit zur Notdurft gewesen – zumindest nicht ohne die Nachbarn lebenslang zu verschrecken. Ich habe mitten in der Woche um 18:30 Uhr schon drei große Weizenbier getrunken, aber nicht die Kontrolle über mein Leben verloren – zumindest heute nicht. Jetzt fange ich nicht an, wie wild durch die Gegend zu pinkeln!

Plitsch-platsch – es plätschert wie am rauschenden Bach. Was für eine Erlösung! Ich habe es rechtzeitig auf die Toilette geschafft und würde mir wünschen, ich könnte sagen, das sei mir immer gelungen in meinem Trinkerleben. Ich mag den Begriff „trocken" im Zusammenhang mit Abstinenz ja eigentlich nicht – aber was meine Hosen angeht, bin ich wirklich erleichtert, dass dieses Wort heute zutrifft.

Das war dann das letzte Mal, dass ich getrunken habe – mein letzter Tag mit Alkohol! Es war weder besonders viel Alkohol noch besonders dramatisch. Dass es an diesem Abend wirklich das letzte Mal gewesen sein sollte, wusste ich damals allerdings noch nicht. „Damals" – wie schön sich das schreibt! Das klingt, als ob es schon sehr lange her sei. Es ist tatsächlich erst ein knappes Jahr später, als ich diese Zeilen schreibe, aber tatsächlich fühlt es sich sehr weit weg an – auch deshalb, weil sich die Abstinenz mittlerweile so normal für mich anfühlt.

Die „guten Zeiten", die ich im Rausch hatte, waren schon sehr lange vorbei – wenn es denn diese guten Zeiten mit Alkohol überhaupt jemals wirklich gegeben hat. Es gab Spaß, Ablenkung und Unterhaltung – aber echtes Glück ist doch irgendwie anders, oder? Eigentlich hatte ich mein Leben eher vermieden als gelebt – und am Ende gab es nur noch den Alkohol und die Probleme. Nun war ich endlich bereit, mit dem Trinken aufzuhören: *Der Alkohol kann mich mal!*

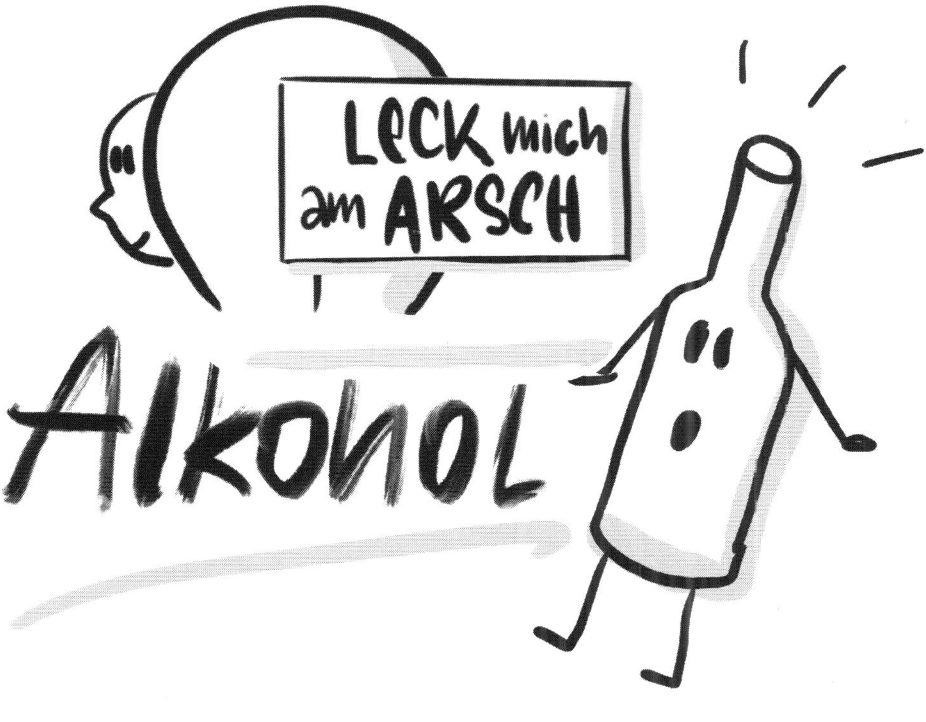
Leck mich am ARSCH
Alkohol

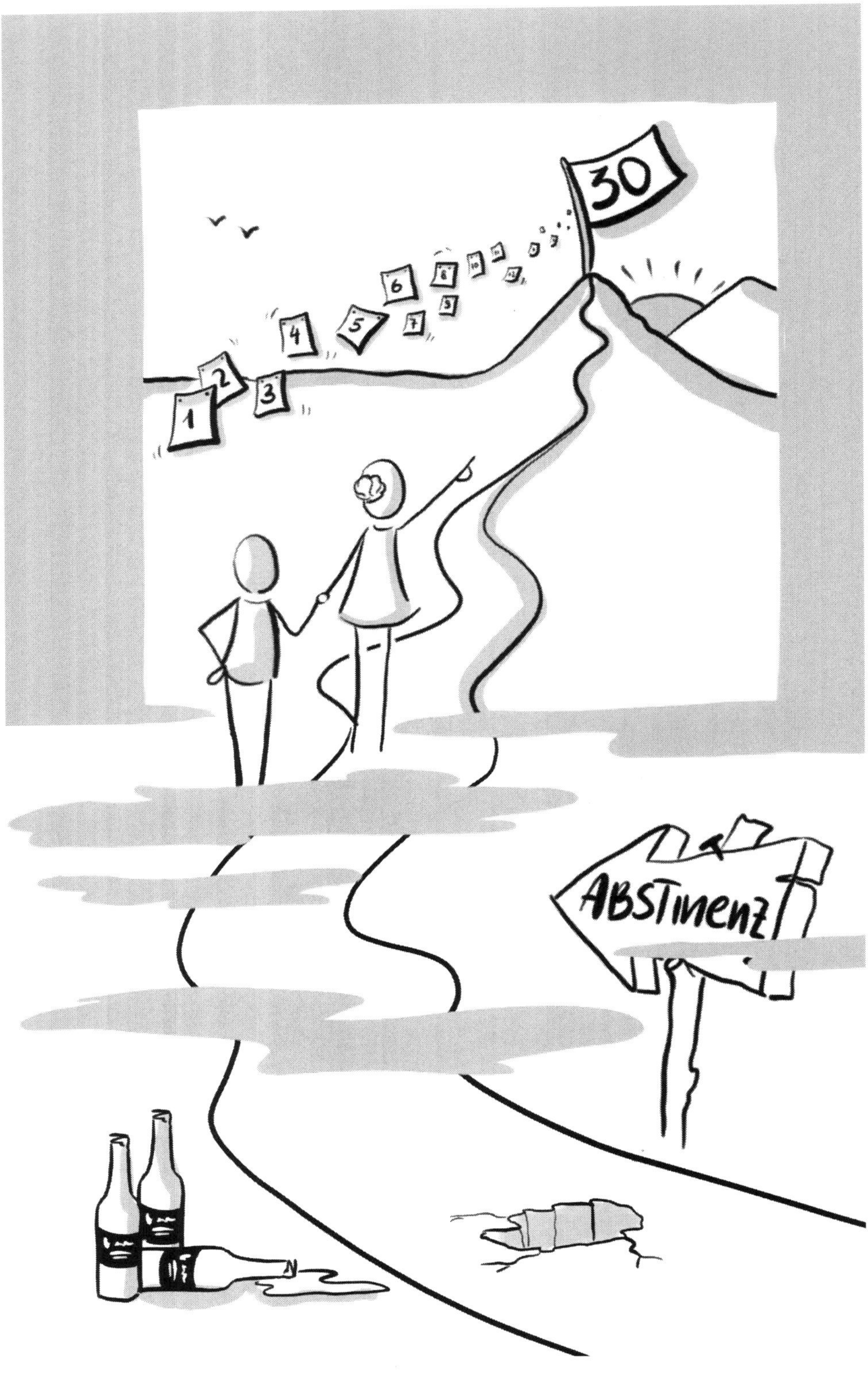
30
1
2
3
4
5
6
7
ABSTINENZ

2 Endlich nüchtern

Ich bin jetzt nüchtern – und ich bin mir ziemlich sicher, das bleibt so. Nicht trinken alleine reichte aber nicht aus, es musste zuerst „klick" machen, und das hat lange genug gedauert!

2.1 Ohne Alkohol mit Nathalie

Wenn ich davon erzählen möchte, wie es bei mir endlich „klick" gemacht hat, dann muss ich auch von Nathalie erzählen. Mit ihrer Unterstützung habe ich es geschafft, nüchtern zu werden!

2.1.1 Und dann kam Nathalie

Das hat sie bestimmt gemerkt, dass ich ihren Namen falsch geschrieben habe – und gleich zweimal habe ich „Viele Grüße Marco" geschrieben. Ich lese gerade die Antwort von Nathalie (bzw. Nathalia, wie ich sie in meiner Mail versehentlich genannt habe). Zumindest geht sie auf den falschen Namen in ihrer Antwort nicht ein und erklärt mir freundlich: Nein, auf dem Kontoauszug werde wohl nicht stehen, dass ich ein Programm gebucht habe, bei dem „Alkohol" im Titel steht.

Das beruhigt mich – zumindest ein wenig. Sie bietet einen Kurs an: „Ohne Alkohol mit Nathalie". Zuvor hatte ich schon mal einen anderen Onlinekurs bei einer Laura gebucht, bei dem es um Spiritualität ging. Lauras Kurs hatte mir damals wirklich viel gebracht, deshalb war ich für das Konzept Online-Kurs offen. Nur sollte bitte auf meinem Kontoauszug wirklich nicht das Wort „Alkohol" stehen: Ich hatte echt keinen Bock auf diesbezügliche Rückfragen meines Bankberaters beim nächsten Darlehen oder so.

Manchmal ist der Algorithmus bei Facebook schlau und kennt uns scheinbar besser als wir uns selber: Tags zuvor hatte ich ein Interview mit dieser Nathalie gelesen, der Link war in meinem Newsfeed erschienen, und nur einen Klick später las ich dann diesen Artikel und seine Kernbotschaft: „Das Leben ohne Alkohol ist keine Qual, es bedeutet Freiheit."

Wow! Keine trockenen Alkoholiker-Mantras, kein Geschwurbel, kein „dein Leben ist jetzt vorbei" – und vor allem: Sie hat es geschafft, keinen Alkohol mehr zu trinken! Okay!

Wenn sie fragte: „Do I have your attention now?" Dann sagte ich: „Hell, yeah!". Ja, ich war neugierig: Wie hat sie das geschafft? – Ich sollte es bald erfahren. Was ich beim Programm von Nathalie dann schnell merkte, war Folgendes:

1 | Sie meint den Teil „ohne Alkohol" wirklich ernst und macht keine halben Sachen. Ich hatte in einer Mail an sie ganz vorsichtig angemerkt, dass der Oktober für mich eigentlich kein guter Monat zum Starten sei, wegen Fußball – damals war vor Corona und man ging noch live ins Stadion. Und außerdem hatte ich einen Gutschein für den Genussmarkt eines Supermarktes. Aber Ausnahmen? – Keine Chance! „Es gibt keinen guten Zeitpunkt zum Starten – der beste Zeitpunkt ist jetzt!" Ja, danke, alles klar: oAmA?oN! – ohne Alkohol mit Ausnahmen? ohne Nathalie!

2 | Ich hatte es „befürchtet" und genau so war es dann auch mit dem Kurs „Ohne Alkohol mit Nathalie", kurz OAmN: Ich musste doch auch selber was machen, um dauerhaft nüchtern zu bleiben. Das wäre ja sonst auch zu einfach: Kurs buchen und abstinent – fertig! Von wegen: Es gab sogar tägliche Aufgaben von ihr. Mensch, Nathalie!

3 | Es funktionierte!

Das Programm startete und Tag für Tag trank ich nicht. Da ich nicht genau wusste, welche Dinge mir helfen würden, tat ich einfach alles, was in Nathalies Programm stand. Das waren vor allem praktische Dinge. Außerdem setzte ich die Abstinenz als Priorität Nummer 1 in meinem Leben fest. Das meiste im Programm von Nathalie machte, ehrlich gesagt, sogar Spaß – auch weil ich mit jedem Tag deutlicher merkte, wie gut mir das tat. Positive Nebenwirkungen – wie schön!

Insgesamt bin ich jetzt sehr viele Tage in Folge nüchtern. Wie viele genau? – Das sagt mir der Counter, der meine Tage der Abstinenz zählt. Mit dem Zähler meiner alkoholfreien Tage ist es ähnlich wie mit dem Stand meines Girokontos: Ich weiß immer ungefähr, wie viel so drauf ist – und wenn ich dann genauer nachschaue, denke ich entweder: *Oh, wirklich nicht mehr?* – oder: *Oh, das ist doch mehr als erwartet!* Auf jeden Fall motiviert es mich, zu sehen, wie viele Tage ich tatsächlich schon nüchtern bin.

Es fällt mir tatsächlich auch relativ leicht, nüchtern zu bleiben. Eine Zeitlang hatte ich deswegen auch ein schlechtes Gewissen: Andere tun sich da schwerer, manche scheinen es sogar gar nicht zu schaffen – so einfach darf das für mich doch nicht sein, oder? Ist doch schließlich ne echte Sucht gewesen! Darf es da wirklich so leicht sein?

Mit dem Alkoholkonsum aufzuhören, ist keine reine Willensentscheidung. Der eigene Wille ist dabei schon wichtig, aber ich musste vor allem erst noch mein wahres Warum kennenlernen. Am Anfang betraf dieses Warum vor allem das, wovon ich wegwollte: Ich wollte weg von den ganzen Neben- und Nachwirkungen des Trinkens; weg davon, Dinge wie Geld, Kopfhörer oder Schlüssel zu verlieren. Dann wollte ich weg von den ganzen körperlichen Folgen: von der Übelkeit nach dem Rausch und der Ahnung, was der Alkohol mich und meinen Körper langfristig kosten wird. Ich wollte weg von zerstörtem Vertrauen und Selbstvertrauen; weg von dem Gefühl, sich dauernd schämen und verstecken zu müssen.

Und wie anstrengend ist eigentlich so ein Leben mit Alkohol? – Die Antwort lautet: Es ist sehr anstrengend. Ich war sooo müde davon, ich war müde:

- von der Idee und endlosen Jagd danach, irgendwann kontrolliert trinken zu können
- von den ganzen Glaubenssätzen und der Angst, mein Leben sei ohne Trinken einsam und langweilig, einfach nicht gut genug
- von den schlechten Gewohnheiten und dem Suchtverhalten, das mir in all den Jahren in Fleisch und Blut übergegangen ist

Ich habe nahezu mein komplettes Erwachsenenleben damit verbracht, diesen Scheiß-Alkohol zu trinken – und das nahezu täglich, fast immer Wein oder Bier. Insgesamt war ich von 7 Tagen in der Woche vielleicht einen Tag nüchtern – und dazu kamen regelmäßige Abstürze. Das alles lag nun direkt vor meinen Augen und ich war blind dafür gewesen, hatte es einfach nicht gesehen – oder vielleicht nicht sehen wollen?

Erst dieser Kurs OAmN öffnete mir dann die Augen. Und tatsächlich geholfen haben mir dann:

- das Wissen, wie Sucht funktioniert
- die Werkzeuge, mein Trinkverlangen zu erkennen und zu bewältigen
- das Warum zu klären und herauszufinden, wo ich eigentlich hin möchte

Mir wird immer mehr klar, was Abstinenz mir in meinem Leben ermöglichen kann und was ich im Leben für mich noch erreichen möchte. Das Wohin – also das, was ich erreichen möchte, ist:

- fit und gesund bleiben
- Vertrauen, Selbstvertrauen und funktionierende Beziehungen
- Freiheit und ein selbstbestimmtes Leben

Das alles kostet mich mittlerweile ca. 15 Minuten am Tag, in denen ich tue, was im Programm steht. Ob es sich lohnt, dafür eine ganze Viertelstunde am Tag zu investieren? – Früher bin ich bei Wind und Wetter raus gegangen, um Bier oder Wein zu besorgen; ich bin oft kurz vor Ladenschluss in den Supermarkt gehastet, um noch etwas zu kriegen. Sonntags war mir der Preis für Alkohol ganz egal, aber ich kannte die Öffnungszeiten jeder Tankstelle in meiner Nähe ganz genau.

Schon tagsüber habe ich überlegt, wo ich was abends trinken kann: zu Hause oder doch lieber auswärts? Welcher Biergarten bietet auch etwas zu Essen an? Und im Restaurant waren mir die Trinkmöglichkeiten stets wichtiger als die Speisekarte. Ich wusste genau, wo es nichts Alkoholisches gibt (Döner) und wo man danach einen Absacker gratis bekommt (Chinese).

Zu planen, wie ich trinken und wie ich von einem Geburtstag oder einer Feier betrunken nach Hause kommen kann, war selbstverständlich für mich: Priorität 1 war Trinken, Priorität 2 war, den Führerschein nicht zu gefährden. Keine Mühe war mir dafür groß genug: Ich organsierte Übernachtungsmöglichkeiten und Mitfahrgelegenheiten, checkte den öffentlichen Nahverkehr und tat alles, um Alkohol trinken zu können – dafür ging ich sogar die berühmte Extrameile.

Wenn alle trinken wollten und keiner fahren, buchte ich ein Taxi – und in meinem Umfeld wollte fast jeder immer trinken. Dass nur der Fahrer nüchtern blieb oder weniger trank, war selbstverständlich, wenn wir zusammen irgendwo hinfuhren – wer auch als Beifahrer nichts trank, galt in meiner Welt als asozial. Für gemeinsame Wochenenden, Fahrten und Urlaube plante ich den Alkoholkonsum – und das tat ich fast an jedem Tag meines Erwachsenenlebens. Der Alkohol war der Magnet, der alles anzog und nach dem sich alles ausrichtete.

Und jetzt wieder zurück zu der Frage, die ich oben stellte: Lohnen sich diese 15 Minuten täglich, um sich mit der eigenen Abstinenz zu beschäftigen? – Ja! Und zusammengefasst gibt es dafür eigentlich nur einen einzigen Grund: *Der schlechteste Tag nüchtern ist viel besser als jeder betrunkene Tag!*

2.1.2 Dinge, vor denen ich Angst hatte

1 I Ich verliere meine Freunde!

Alkohol gehört für fast alle dazu – gehöre ich dann ohne Alkohol selbst noch dazu? Einer meiner besten Freunde, Gustav, ist ein Genusstrinker. Der Alkohol ist für ihn kein Selbstzweck, sondern er gibt wie ein passendes Accessoire dem Ganzen das gewisse Extra! Das Glas Wein beim Mittagessen macht alles ein paar Prozent besser und irgendwie schöner, war unser stillschweigendes Agreement und unsere gemeinsame Meinung. Nun hatte ich furchtbare Angst, dass ich es für uns verderbe, wenn ich nicht trinke – als die Spaßbremse, der Spießer, der Langweiler!

2 I Meine Kreativität geht flöten!

Ich hatte immer den Eindruck, leicht angetrunken die besten Ideen zu haben und die interessantesten Gespräche zu führen. Würden die Gespräche jetzt also langweilig und furchtbar trocken werden? – Ich stellte mir ungefähr Folgendes vor:

A: Ähem, wie geht's?
B: Gut! Und selber?
A: Gut … (Pause)
B: Schönes Wetter heute … (Pause)
A: Ja, am Wochenende soll es aber regnen. (gähnt)
B: (gähnt)

3 I Ich darf es niemandem erzählen!

Was sollen die Leute denken? – Jeder wird mich ablehnen, weil ich keinen Alkohol trinke.

4 I Was soll ich trinken?

Mir schmeckt nichts außer Fanta und Cola, aber dann werde ich noch fetter! Was soll ich denn trinken – etwa Wasser?

Und was von all diesen Befürchtungen ist eingetroffen? – Nichts! Okay, fast nichts: Ich trinke jetzt wirklich Wasser, aber ansonsten läuft bei mir alles so gut wie nie.

2.1.3 Die Weisheit der ersten 30 Tage

Die ersten 30 Tage meiner Abstinenz war die intensivste Zeit. Das Folgende ist mein erster (halb-)öffentlicher Beitrag zu diesem Thema. Wenn ich ihn heute lese, spüre ich immer noch meine damalige Begeisterung. Ich habe jetzt kleine Änderungen/Kürzungen vorgenommen, aber ansonsten ist der Text so roh und unverfälscht wie damals.

Ende Oktober 2019:
Meine Erkenntnisse aus den ersten 30 Tagen Nüchternsein

1 I Tag für Tag zum Ziel!

In dem Film „Momo" gibt es eine schöne Szene, in der Straßenkehrer Beppo das Leben erklärt: „Dir kann ein Weg sehr lang und mühsam vorkommen. Aber wenn du immer nur an den nächsten Schritt denkst, kommst du Meter für Meter weiter ans Ziel."

Streiche den Satz „Ich bleibe für den Rest des Lebens nüchtern." und sage stattdessen täglich: „Heute schaffe ich es, nüchtern zu sein." Dieser Ansatz der AA stammt aus dem großen Buch und heißt im Original „Live one day at a time."

2 I Kein Alkohol zu Hause!

Ich verringere die Möglichkeiten zu trinken und erhöhe damit meine Erfolgschancen: Ich habe keinen Alkohol im Haus und meide alle Veranstaltungen und Orte, bei denen ich normalerweise Alkohol konsumiert habe.

3 I Kenne dein Warum!

4 I Kontrolliertes Trinken funktioniert nicht!

5 I Ich liebe es, nüchtern zu sein!

„If you are sick and tired of being sick and tired, sobriety is the answer."
Paul Churchill (Recovery Elevator)

Nüchtern zu sein bedeutet, einen klaren Blick zu haben und klare Gedanken. Der graue Schleier ist weg – so sehe ich endlich wieder die Details, die Farben und die vielen kleinen und großen Dinge im Leben, die schön sind.

6 I Das Essen wird besser!

Endlich kein Heißhunger mehr – und jetzt habe ich auch wieder Zeit zum Kochen. In meinem Kühlschrank sind gesündere Sachen, ich esse mittlerweile wieder Müsli und Obst mit Quark, Kellogg's mit Milch, ich trinke Kakao – alles Sachen, die ich schon als Kind gerne gegessen habe. Und wie habe ich das vermisst! Mein Kühlschrank ist jetzt nicht mehr exklusiv für Bier da, es findet sich tatsächlich Essen dort!

7 I Die Alkoholstimme ist eine Bitch!

Die Stimme des Alkohols ist schlau und hübsch – und sie kennt mich: Sie kennt alle Knöpfe, die sie drücken muss. Die Alkoholstimme in mir, das bin aber nicht ich – und: Sie kann mich mal!

8 I Ich bin wachsam!

Ich bin wachsamer als meine Katze, wenn der Kühlschrank aufgeht. Ich bin wachsamer als ein deutsches Handtuch im Urlaub. Ich bin wachsamer als 1000 Holzaugen. Ich kenne und achte auf meine Trigger und Auslöser zum Trinken – und falls es damit Probleme gibt, dann habe ich dafür mein Toolset parat.

9 I Was ist mein Toolset?

Mein Toolset? „Aye aye, Captain – ich melde: Mein Toolset ist gewartet und geputzt, die Flotte der Sobriety Sails ist einsatzbereit!"

Mein Toolset besteht aus vielerlei Aktivitäten: Ich lese und bearbeite meine täglichen Aufgaben. Ich schreibe mir Sachen auf, die für mich wichtig sind. Ich höre Nathalies Audio-Files, die mir mit der Abstinenz helfen. Ich höre Podcasts und lese Bücher zum Thema – know your enemy! Ich bleibe aktiv – körperlich, geistig und hier in der Online-Gruppe. Ich putze oft und halte meine Wohnung schön, damit ich mich wohlfühle. Ich kenne meine Affirmationen. Ich mache Dankbarkeitsübungen. Ich habe mir Mediationen besorgt von Leuten, die ich sympathisch finde – Hallo, Laura S.! Ich habe die Counter-App und weiß damit, wie lange ich schon nüchtern bin und wie viel Zeit, Kalorien und Geld ich spare.

10 I Triff eine Entscheidung!
Abstinenz ist eine Entscheidung, zu der ich zu 100 Prozent stehe. Nathalie meint es ernst mit ihrem Programm – ich meine es noch ernster. Es ist meine eigene Entscheidung, vollkommen nüchtern zu bleiben. Voller Freude, feierlicher als die Nachtwache in Game of Thrones und verbindlicher als jeder Steuerbescheid weiß ich: *I'm sober as f*ck! Ich bin verf*ckt noch mal nüchtern! Und ich liebe es, nüchtern zu sein!*

11 I Abstinenz darf leicht sein und Spaß machen.

2.1.4 Countdown aus der Hölle

Die ersten 100 Tage waren mein erster großer Meilenstein. Ab dem hundertsten Tag glaubte ich zu 100 %, dass ich es wirklich schaffen kann, keinen Alkohol mehr zu trinken. Das Folgende ist ein weiterer (halb-) öffentlicher Vortrag, den ich an Tag 101 erstellt habe.

Countdown aus der Hölle

10.868 Tage vorher
Mein erstes Bier schmeckt komisch, aber ich fühle mich irgendwie gut. Zahllose Feiern, Biere, Partys, Abstürze, Weine, Peinlichkeiten, Blackouts und Kontrollverluste folgen ...

2.402 Tage vorher
Nach diesem Festival höre ich mit dem Trinken auf, nur dieses Festival nehme ich noch mit! 3 Tage Action – yeah!

2.399 Tage vorher
Mein Kopf tut weh! Scheiße!! Ich habe die Hälfte des Festivals verpasst – aber geil war es trotzdem irgendwie! Warum sind die anderen denn alle so angepisst? Scheiße, was habe ich denn gemacht? Was habe ich betrunken bloß wieder gesagt und getan?

1.868 Tage vorher
Island. Endlich! Wie haben endlich den einzigen Alkoholladen gefunden. Was haben die nur für ein Problem hier auf der Insel? – Die spinnen, die Isländer!

1.611 Tage vorher
Selfie mit Joey Kelly – cooler Typ! Mann, war ich stramm! Aber das ist doch kein echter Ire, er wollte keinen trinken! Was hat der denn?

1.378 Tage vorher
Scheiße – wie komme ich heute bloß nach Hause? Das Konzert und der Jazz waren mir zu lahm, der Wein dafür zu lecker. Aber wie soll ich jetzt betrunken nach Hause kommen? – Scheiße!

1.189 Tage vorher
DFB-Pokal – klasse Partie! Wenn ich nur nicht zwei Tore verpasst hätte, weil ich aufs Klo musste. Aber gewonnen – yeah! Wir trinken noch ein Bier oder zwei ... oder drei Bier, oder vier – so sehen Sieger aus!

1.008 Tage vorher
Heute ist Oma gestorben, heute trinke ich nicht! Aber an so ziemlich allen Tagen davor und danach ... Alkohol ist ein Schleier über der Erinnerung, viele Momente sind längst verblasst.

Sprung! 2 Tage vorher
Was ist denn das für ein Artikel im Stern? Wer um Himmels Willen ist Nathalie Stüben? „Das Leben ohne Alkohol ist keine Qual, es bedeutet Freiheit", schreibt sie. Das klingt schön – kann es wahr sein?

1 Tag vorher
Was ist denn das für ein Podcast? „Ohne Alkohol" – das klingt gut! Sie hat es geschafft. Kann ich das auch? – JA! DER TAG IST DA!! ES WAR EIN LANGER WEG, ABER JETZT GEHT ES LOS!

Tag 1
Meine Abstinenz beginnt – yes!

Tag 3
Woah, ist das schwer! Sie schreibt, es würde leichter. Versprochen?

Tag 10
Genusstag im Supermarkt – gemeistert! Check!

Tag 20
Ich habe mein Warum gefunden: ICH WILL DEN SCHEISS NICHT MEHR!

Tag 23
Stadionbesuch im Borussiapark – gemeistert! Check!

Tag 30
Ein ganzer Monat, mein erster großer Meilenstein – gemeistert! Check!

Tag 34
Treffen mit Tomate und Tim – gemeistert! Check!

Tag 53
Wovor habe ich eigentlich Angst?

Tag 63
Die traurige Wahrheit über Alkohol und mein Leben wird mir klar: ICH WILL FREI SEIN!

Tag 72
Das Selbstvertrauen wächst!

Tag 83
Traurige Gedanken über die Feiertage ...

Tag 90
Kickstart ins neue Jahr!

Tag 92
Jetzt macht er auch noch Yoga!

Tag 95
Was kann mich denn noch stoppen?

Tag 100
Meilenstein und Jubeljubiläum!!! Ich weiß jetzt, dass ich nie wieder etwas trinken möchte, denn Alkohol kann mir nicht geben, was ich möchte und was mir fehlt. Alkohol ist ein toxischer Freund, der vorgibt, mir zu helfen und mir aber so etwas von gar nicht guttut. Alkohol wird meine Gesundheit ruinieren und ich bin mit 50 tot oder ein Pflegefall. Ohne Alkohol fühle ich mich frischer, leichter und fitter! Ohne Alkohol fange ich Dinge an, die ich immer tun wollte, und erledige dann auch alles – GET THINGS DONE! Ohne Alkohol fühle ich mich sicherer und stärker – ich übernehme wieder die Verantwortung für mein Leben!

Tag 101
Dalmatinertag! Egal, was kommt – I'm sober as fuck! Heute bin ich mir endgültig sicher: Ich weiß, ich werde nie wieder Alkohol trinken!

2.1.5 OAmN – Was ist das?

OAmN bedeutet „ohne Alkohol mit Nathalie". Die drei ersten Worte, die mir zu Nathalie einfallen, sind: authentisch, pragmatisch, herzlich und lebensbejahend! Okay, das sind jetzt vier Worte ... Wer mit ihr zu tun hat, merkt schnell: Nathalie weiß, wovon sie spricht – sie hat die ganze Scheiße mit dem Alkohol selber erlebt.

Der Stern schreibt in seiner Ausgabe vom 30.04.2020: „Stübens Podcast scheint Menschen abzuholen, die spüren, dass in ihrem Leben etwas langsam aus dem Ruder laufen könnte, die aber noch weit davon entfernt sind, eine Beratungsstelle aufzusuchen."

Nathalies Programm ist vielleicht genau die Abfahrt, die ich brauchte, um noch mal die Kurve zu kriegen, bevor der Alkohol alles in meinem Leben zerstört hätte.

Die typischen Klischeebilder von Alkoholikern sind erst am Ende dieses Weges zu finden. Es ist einer der größten Irrtümer, zu denken, alle Alkoholkranken hätten keine Zähne und würden literweise Wodka trinken, vorzugsweise auf der Parkbank oder unter einer Brücke. Die meisten Menschen mit Alkoholproblem, die ich kennengelernt habe, führen ein Leben in der Mitte der Gesellschaft. Sie sind freundlich, sympathisch, haben Humor und führen ein ganz normales Leben.

Kann ich Nathalie empfehlen? – Ja, ich kann Nathalie und ihre Programme sehr empfehlen! Sie hat mein Leben verändert, war eine der besten Entscheidungen in meinem Leben. Ich weiß zwar nicht, ob Nathalie Stüben auch dir helfen kann, aber deine Chancen, nüchtern zu werden, steigen mit ihrer Unterstützung. Ihre Antworten sind lösungsorientiert, praktisch umsetzbar und vor allem langfristig und nachhaltig. Es gibt hier keinen moralischen Zeigefinger – Nathalie verleiht dem Thema Frische und eine gewisse Leichtigkeit. Ich bin absolut überzeugt von ihrer Arbeit! Da steckt so viel Energie, Zeit und Herzblut drin ... Auf ihren Podcast zu stoßen, war ein großes Glück für mich! Alles, was ich in meiner Abstinenz erreicht habe, geschah mit ihrer Hilfe. Bevor ich auf Nathalie gestoßen bin, wollte ich schon so oft aufhören Alkohol zu trinken – ich bin jedes Mal gescheitert! Mit ihrer Hilfe bin ich jetzt endlich nüchtern.

Übrigens: Ich schreibe dieses Lob ganz ohne Bezahlung und aus freien Stücken, weil es meine ehrliche, aufrichtige Meinung und Erfahrung ist. Meine persönliche Erfolgsformel lautet:

{[Abstinenz = Prio 1] + (m - a) * 100 % * (OAmN)} = E * G - K

m = Möglichkeiten	G = Glück	K = Kater
a = Ausreden	E = Erfolg	

Meine Erfolgsgeschichte in die Abstinenz kann ich nur mit Nathalie erzählen. Und ich weiß, dass auch andere einen erfolgreichen Weg mit ihr in die Abstinenz gegangen sind. Übrigens: Ich bin selbst immer skeptisch, wenn mir Sachen empfohlen werden. Aber wenn du ihre Podcasts hörst und ihre Seite www.oamn.jetzt besuchst, kannst du dir selber ein Bild von ihrer Arbeit machen. Ich kann nicht anders; von mir gibt es diese Herzensempfehlung, denn ich wünsche mir so sehr, dass Nathalie noch vielen Menschen helfen kann.

2.1.6 H.A.L.T. 1.0 – Warum trank ich?

Ich kenne den Alkohol und ich erkenne mittlerweile die Situationen und Stimmungen, in denen ich normalerweise getrunken habe. Es gibt Situationen, in denen ich Alkohol trinken musste, weil mir etwas anderes fehlte – es geht dabei um Grundbedürfnisse, um die ich mich kümmern muss. Deshalb mache ich jedes Mal, wenn ich Alkohol vermisse, einen Schnelltest und schaue, ob einer der folgenden vier Auslöser dafür verantwortlich ist:

H. wie hungry (hungrig)

Oft hatte ich Heißhunger – vor allem abends oder am Feierabend – und dazu gab es dann meistens auch ein Bier, Weizen oder Pils. Die Qualität des Essens war oft zweifelhaft und nicht gesund – es heißt ja auch nicht „Bier und Broccoli“, sondern „burger and beer“.

Um diesen Auslöser Hunger zu verhindern, habe ich mir über den kompletten Tag eine gesündere Ernährung angewöhnt. Bekomme ich plötzlich Hunger, dann trinke ich oft einfach Wasser, denn ein solcher Hunger ist oft einfach nur Durst. Wasser hat keine Kalorien und tut dem Körper gut – ich trinke es praktisch den ganzen Tag über!

Auslöser: Hunger
Maßnahme: Wasser trinken und/oder etwas essen
Prävention: gesunde Ernährung, Essensplanung

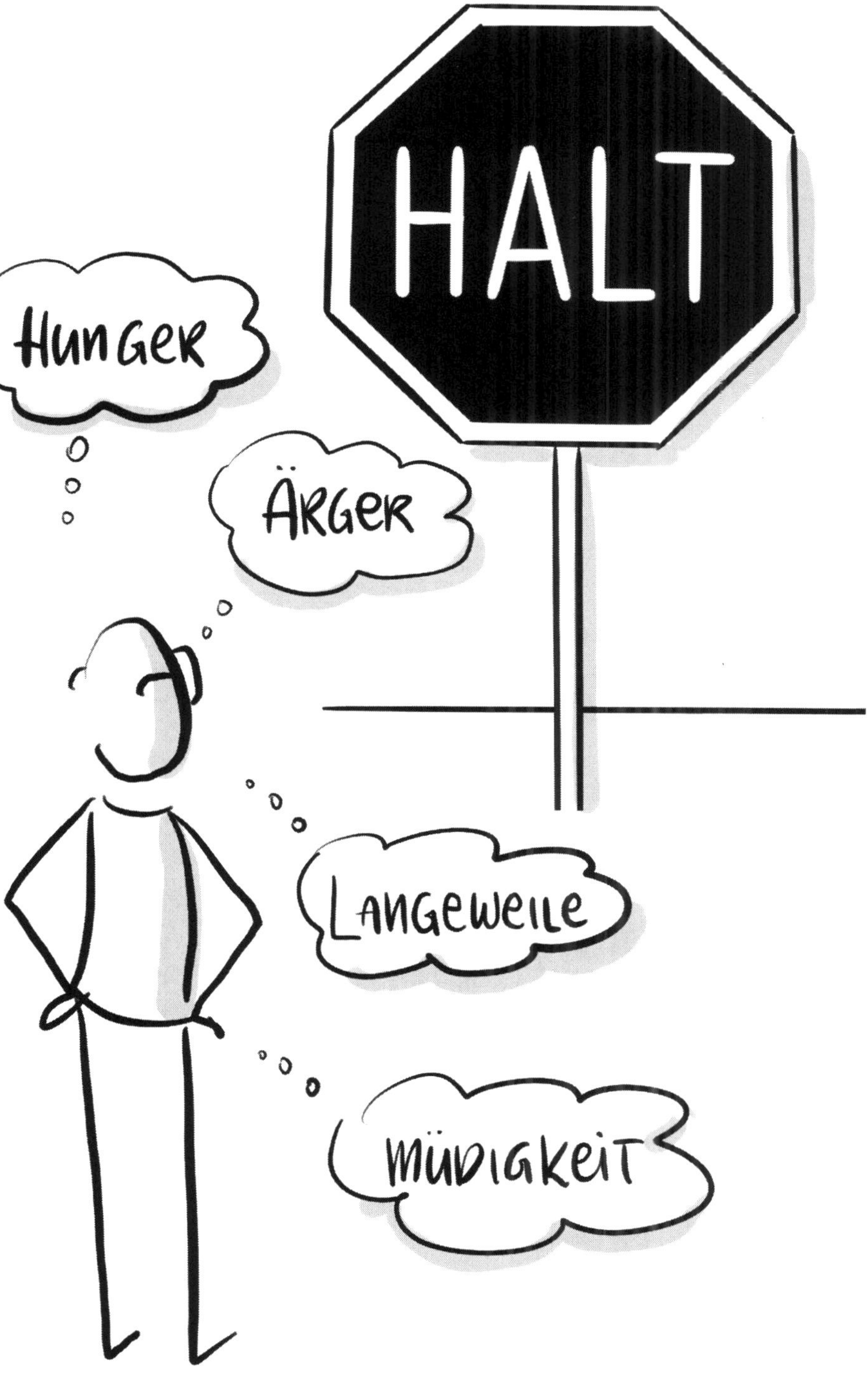
HALT
Hunger
Ärger
Langeweile
Müdigkeit

A. wie angry (ärgerlich)

Scheiße! Scheiß-Verkehr! Scheiß-Wetter! Scheiße! Scheiße! Scheiße! – Mit Wut im Bauch habe ich oft getrunken: Wenn ich mich über jemanden geärgert habe, trank ich, um runterzukommen – und dann versank ich in bösen Rachegedanken und schwelgte in meiner Verärgerung. Das Dumme am Ärger ist: Er nützt dir nichts, du schadest dir damit nur selber. Die Person, auf die sich dein Ärger bezieht, bekommt es wahrscheinlich gar nicht mit, und es juckt sie auch gar nicht. Ärger ist wie Gift zu trinken und zu hoffen, dass der andere dran stirbt.

Falls ich mich doch mal ärgere, hilft mir jetzt: Atmen und Durchatmen. Und das eigentliche „Gegengift" zum Ärger ist Dankbarkeit: Wann immer ich im Supermarkt in der Schlange stehe, sage ich mir 10 Dinge, für die ich heute dankbar bin – in manchen Märkten schaffe ich sogar 15–20 Dinge. Der Aldi (unbezahlte Nennung) ist in diesem Sinne übrigens das undankbarste Geschäft. Hier muss ich an der Kasse immer nur sehr kurz warten.

Auslöser: Ärger, Angst, Wut
Maßnahme: atmen, Bewegung, Musik, aus der Situation rausgehen
Prävention: Dankbarkeitsrituale

L. wie lonely (einsam)

Ich bin und war schon immer gern alleine. Aber wenn ich mich einsam fühlte, dann trank ich aus Langeweile und zum Zeitvertreib. Alkohol war oft Tröster und Freund – er war einfach nur da. Diese „Freundschaft" zum Alkohol ist allerdings hoch toxisch ...

Um das Gefühl der Einsamkeit zu verhindern, gehe ich immer wieder unter Leute und pflege Beziehungen besser als früher – und das natürlich schon bevor ich mich einsam fühle. Langeweile und Zeitvertreib sind ab und zu okay, aber auch dafür gibt es deutlich bessere Möglichkeiten als Alkohol.

Auslöser: unfreiwilliges Alleinsein
Maßnahme: unter Leute gehen, jemanden anrufen, schreiben
Prävention: Beziehungen pflegen

T. wie tired (müde)

Nicht umsonst habe ich meistens vor dem Schlafengehen getrunken. Wer hat eigentlich das dumme Wort „Schlummertrunk" erfunden?
Früher war ich abends oft zu müde, um etwas anderes zu machen als zu trinken. Ohne Alkohol bin ich aber am nächsten Tag viel fitter. Klar bin ich auch jetzt noch abends müde, aber weil ich den Tag genutzt habe, um alle möglichen Dinge zu erledigen, tue ich mir abends etwas Gutes und gehe einfach schlafen, wenn ich müde werde.

Auslöser: Müdigkeit
Maßnahme: schlafen, Pausen einlegen
Prävention: gute Schlafhygiene, Balance

Dieses Kapitel „H.A.L.T." ist vielleicht das wichtigste für mich und meine Abstinenz: Was kann ich gegen die Trigger/Auslöser tun? Was kann ich tun beim Gedanken „ich muss trinken"? – Ich ersetze den Gedanken durch einen der folgenden: „Ich muss mich bewegen!", „Ich brauche Musik!", „Ich brauche einen Ortswechsel!", „Ich muss raus!"

Der Gedanke daran, Alkohol zu trinken, kann schnell und unvermittelt kommen – aber die gute Nachricht ist: Er verschwindet fast ebenso schnell auch wieder. Im Zweifel hilft es, diese Zeit irgendwie zu messen: Du kannst z.B. den Timer deines Handys stellen. Normalerweise reichen 45 Minuten auf jeden Fall aus. Ich persönlich höre in dieser Zeit einen spannenden Podcast oder meine Setlist von Lieblingsliedern, im Zweifel auch mehrfach.

Jeder hat natürlich einen sehr eigenen Musikgeschmack. Meine persönliche Hitliste lautet wie folgt:

1. Sober - Demi Lovato
2. Alone - Harry Gregson-Williams
3. Time - Hans Zimmer
4. Shallow - Lady Gaga & Bradley Cooper
5. No Easy Way Out - Robert Tepper
6. City of Stars - Ryan Gosling & Emma Stone
7. You Don´t Know - Milow
8. Burning Heart - Survivor

Musik ist einer der schnellsten und effektivsten Methoden, die aktuelle Stimmung zu verändern.

Mit der Musik aus meiner Setlist verbinde ich Nüchternsein: Sobald ich sie höre, kann und will ich eigentlich keinen Alkohol mehr trinken. Es hilft mir auch, die Situation bis zum Ende zu durchzudenken: Ich weiß noch genau, was in der Vergangenheit geschah, wenn ich Alkohol trank. Wenn ich an den nächsten Morgen denke und an alle unangenehmen Dinge, die mit dem Alkohol einhergehen, hat das eine super heilende Wirkung auf den Wunsch, jetzt Alkohol zu trinken.

2.1.7 H.A.L.T. 2.0 – Was fehlte mir wirklich?

Annahme: *Ich möchte jetzt Alkohol trinken.*

Frage: *Was würde ich in diesem Moment brauchen, wenn es auf dieser Welt gar keinen Alkohol geben würde?*

Diese vier Bedürfnisse sind es oft, die dahinterstecken: Hunger, Aerger, aLleine sein, Total müde (H.A.L.T.). Wenn ich mich an H.A.L.T halte, bewältige ich damit etwa 80 % dieser Situationen – und den Rest kriegen wir auch noch hin. Denn auch mit befriedigten Grundbedürfnissen kann der Wunsch nach Alkohol unvermittelt auftauchen.

Ich verspürte in den letzten Monaten manchmal eine Sehnsucht, zu trinken. Dieses Gefühl „ich möcht jetzt(!) etwas trinken“ kommt selten, aber wenn, dann kommt es unvermittelt, plötzlich und heftig: dieses Ge-

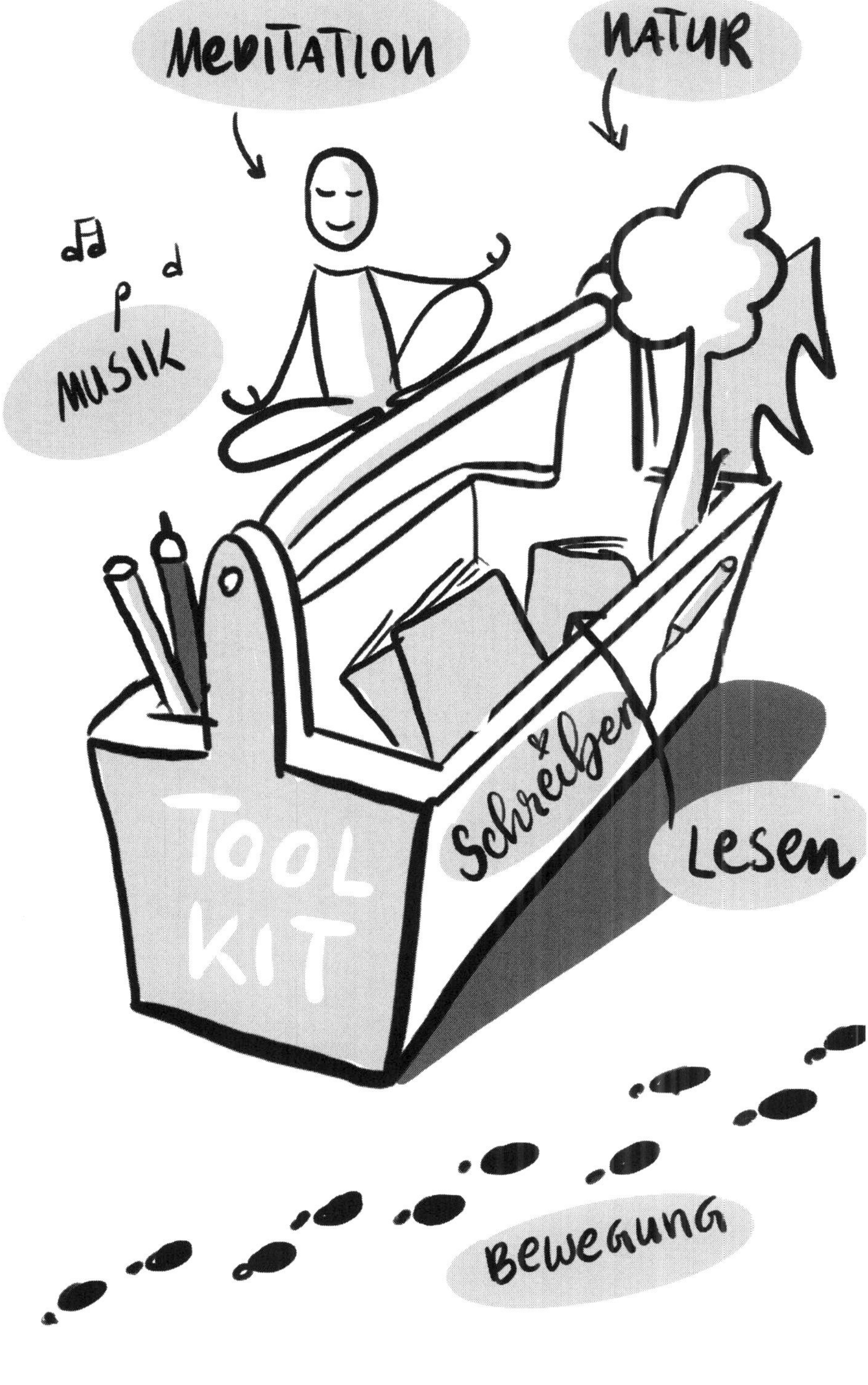
MEDITATION
NATUR
MUSIK
TOOL KIT
Schreiben
Lesen
BEWEGUNG

fühl von „da war doch früher etwas mit Alkohol: etwas Schönes, Gutes, ein Funken Glück". Es ist eine blasse Erinnerung an ein wohliges Gefühl von Wärme, Frieden, Freude und Entspannung. Wenn dieses Gefühl mich überkommt, dann tue ich das, was ich immer tue:

Ich atme ein, ich atme aus.

Und ich sage: Nein!

Ich weiß, ich werde keinen Alkohol trinken. Ich weiß es mit dem Kopf, dem Herzen und dem ganzen Körper, der schon so viel mitgemacht hat. Denn dieses Polaroid der Erinnerung ist nur ein weichgezeichneter Ausschnitt, eine Momentaufnahme, die Erinnerung an ein flüchtiges Gefühl und an etwas, das es so gar nicht gab. Es ist eine Illusion, die in warmen Farben daherkommt. Aber trotzdem schleicht sich manchmal dieses nostalgische Gefühl ein und möchte mir weismachen, wie toll es früher mit dem Alkohol gewesen sei.

Ich rufe dann: „Ich sehe dich!" – und ergänze: „Heute nicht!"

Das Gefühl gibt nach und geht dann wieder weg – gemütlich pfeifend, und es summt dabei: „Okay, okay ..." Und das Gefühl – wie frech! – äfft mich nach: „Heute nicht!" – und es lacht: „jaja, der Herr!", und es schmatzt: „Ich habe Zeit, dann komme ich halt ein andermal ..."

Was nun? Was tun? – Gefühle können überwältigend sein.

Die wesentliche Frage lautet: *Was wäre in einer Welt ohne Alkohol das, was ich brauche, um in diesem Moment glücklich zu sein?* Was fehlt mir? Was brauche ich? Und was kann ich jetzt konkret tun? – Vielleicht wird mit einigen Beispielen und Situationen aus meinem Leben klarer, was ich meine.

Situation 1

Ein Bahnhof. Eine Gruppe von drei Leuten lacht und freut sich. Zwei junge Männer tragen gemeinsam eine volle Kiste Stubbis zwischen sich, jeder hält die Kiste an seiner Seite mit einer Hand. Sie schwingen die Bierkiste mit kindlicher Freude und haben ein breites Lächeln im Gesicht.

Was vermisse ich? – Zeit mit Kumpels, unbeschwert einen Tag verbringen, Gemeinschaft, keine Verantwortung

Was tue ich? – Eine Stunde lang bin ich nicht produktiv und erlaube mir auf Netflix reine Unterhaltung, danach melde ich mich bei einem Kumpel. Wir schreiben paar Nachrichten hin und her – und das reicht schon aus für heute.

Situation 2

Ich sehe die leere Terrasse eines Restaurants mit Biergarten. Die haben noch zu, ist klar. Die Sonne scheint und ich weiß: Die Küche ist exquisit und sie haben zudem Bier im eisgekühlten Humpen. Das Bier lockerte stets Stimmung und Zunge, wir saßen da oft ...

Was vermisse ich? – Zeit mit Freunden, Zoten, Unbeschwertheit, gute Gespräche

Was tue ich? – Videoanruf (verrückte neue Welt, was die alles erfinden)! Eine Stunde später hat mein bester Kumpel ein Bier getrunken und ich eine Fritz-Kola, wir haben uns bestens unterhalten! Wir und Technik? – Wir sind gottverdammte Genies!

Situation 3

Ich habe heute gekämpft, und am Ende ist alles wieder mal gut gegangen. Deshalb möchte ich jetzt nach getaner Arbeit eine Belohnung – das Zischen eines Bieres war früher das Zeichen dafür: Geschafft! Feierabend!

Was vermisse ich? – Entspannung und einen würdigen Abschluss des erfolgreichen Tages

Was tue ich? – Rausgehen, spazieren, einen Podcast im Ohr – in den Wald, auf eine Bank, Sonnenuntergang anschauen, Vögel zwitschern hören. Jetzt fehlt nur noch ein Reh oder so was ... Es ist so kitschig, so nüchtern – und so schön!

Meine Erkenntnis:

Abstinenz ist die beste Zeit, sich selber kennen zu lernen. Ich schaue genauer hin, was ich eigentlich brauche, und dann komme ich ins Tun. Dafür brauche ich keinen Alkohol!

Es lohnt sich auch zu ermitteln, welche Situationen, Orte, Gerüche, Gewohnheiten etc. früher mit Alkohol verbunden waren. In diesen Situationen ist besondere Vorsicht geboten – bei mir waren es zum Beispiel Fußballspiele, Zugfahrten und Konzerte.

2.2 Das Leben wird nicht einfacher, aber leichter

Nüchternsein fühlt sich großartig an! Insbesondere in der ersten Phase fühlte ich mich teilweise sehr euphorisch: Der Himmel war rosa, die Welt war schön! Es kommt mir ein wenig so vor wie Verliebtsein, denn nach dieser Phase mit den „rosa Wolken" erkannte ich: Auch nüchtern gibt es weiterhin Dinge in meinem Leben, die noch nicht so laufen, wie ich gerne möchte. Manche meiner Tage sind echt herausfordernd, und Abstinenz ist keine Garantie für Lebensglück. Sie hilft aber auf jeden Fall dabei.

2.2.1 Selbst der beschissenste Tag ...

„Selbst Scheißtage sind nüchtern besser!" Das ist eine steile These in Susanne Kaloffs Buch „Nüchtern betrachtet war's betrunken nicht so berauschend." Tatsächlich habe ich auch in meiner Abstinenz beschissene Tage – oder sagen wir freundlich: anspruchsvolle Tage, die nicht einfach sind. Aber wie sähe es mit Alkohol aus? – Schauen wir uns doch eine Woche mit solchen anspruchsvollen Tagen einfach mal etwas genauer an.

a) Orkan in der Eifel

Ein Sturm fegt über meinen Balkon und räumt alles ab – alles: Wäsche, Vogelhäuschen, einfach alles! Überall auf dem Balkon ist Vogelfutter verstreut, das Futter weicht auf und die Bücher, die ich draußen lesen wollte, sind pitschenass.

Betrunkene Version: Ich tobe vor Wut, lasse alles, wie es ist und mache von innen das Rollo runter. Ich trinke eine Flasche Wein – um den Balkon werde ich mich irgendwann morgen kümmern.

Nüchterne Version: Ich trinke ein Glas Wasser und atme ein und aus, bis ich mich beruhige. Ich warte, bis der schlimmste Wind vorbei ist, dann nehme ich Müllbeutel und Handfeger, räume die Sauerei weg, stelle alles wieder auf, hole die Bücher zum Trocknen rein und sammle die Wäsche ein, die zum Trocknen draußen hing, um sie noch mal zu waschen. Ein Teil der Wäsche ist vom Balkon geweht. Als ich vor das Haus gehe und auf der Terrasse meines „Lieblingsnachbarn" eine meiner Unterhosen einsammle, kann ich schon fast wieder drüber lachen.

b) Kaputtes Knie

Ich spiele mit meiner Katze, dabei stolpere ich und verdrehe mir das Knie. Der Schmerz treibt mir die Tränen in die Augen.

Betrunkene Version: Ich schimpfe: Hätte ich nur nicht so viel Wein getrunken! Dennoch trinke ich weiter, um den Schmerz besser zu ertragen.

Nüchterne Version: Ich schimpfe: Tatsächlich ist mir das nüchtern passiert! Jetzt beruhige ich mich erst mal und schaue, was ich machen kann – muss wohl der Meniskus sein! Ich schone mich, suche Muskelöl und schaue Youtube-Videos zur Soforthilfe. Es hilft natürlich nicht sofort, aber eine Nacht und einen ruhigen Tag später ist alles wieder okay – war vielleicht doch nicht der Meniskus. Dann bin ich froh: Betrunken hätte ich wohl alles noch schlimmer gemacht – vielleicht wäre ich angetrunken in die Notaufnahme gefahren ...

c) Online-Stress

Mein Online-Verhalten ist, seit ich nüchtern bin, zu 99,9 Prozent angemessen und freundlich – das war früher ganz anders!

Betrunkene Version: Gelangweilt trinke ich Bier und scrolle durch den Newsfeed. Ich schreibe ein paar freche Kommentare und poste selber etwas komplett Unangebrachtes. Bei sarkastischen Bildern verlinke ich Freunde und Familie – „niemals einen guten Gag auslassen!" heißt die Devise.

Nüchterne Version: Der morgendliche Blick ins Handy hat den Schrecken verloren: keine bangen Fragen wie „Was habe ich gestern gemacht?“ und „Wo habe ich was geschrieben?“ und „Welche WhatsApp-Nachrichten habe ich verschickt?“ – Was ich heute lese und finde, sind meistens freundliche Kommentare oder Antworten.

d) „Der Kackvogel sitzt auf meiner Bank!“

Im Wald sitzt jemand auf meiner(!) Bank. Da sitze ich doch sonst immer – Sauerei!

Betrunkene Version: Ich bin sowieso schon sauer über irgendetwas, als ich angetrunken mit meinem Vorrat an Bierdosen im Rucksack durch den Wald stapfe – und dann das! Ich rausche vorbei, wüte fluchend durch den Wald und versuche heimlich etwas zu trinken. Dauernd muss ich die Bierdose vor den neugierigen Blicken anderer Spaziergänger verstecken. Als mir ein alter Mann entgegenkommt, denke ich: *Was gibt es denn da so blöd zu gucken?* Meine Augen zeigen dem alten Knacker einen ausgestreckten Mittelfinger!

Nüchterne Version: Ich bin mittlerweile wirklich entspannt, wenn ich durch die Natur gehe, und habe ein Auge für die Schönheit der Bäume, Blätter und Wiesen – auch wenn das für mein früheres Ich total bescheuert klingt. Jetzt blicke ich freundlich auf die Menschen, denen ich dort begegne. Meine Lieblingsbank ist besetzt, aber bei der nächsten Bank ist sogar noch etwas mehr Sonne – yes!

Fazit

Das sind Beispiele aus einer einzigen Woche meines Lebens – und es waren definitiv keine Tage und Erinnerungen fürs Poesiealbum. Aber ich weiß genau: Betrunken wären diese Tage richtig kacke gewesen. Und ja, es stimmt: Jeder beschissene Tag ist nüchtern besser!

2.2.2 Ich geb mir die Kante!

„Heute Abend baller ich mich weg!", sagt Peter. Er deutet auf seinen Präsentkorb. „Das wird heute direkt vernichtet!", erklärt er, „das knalle ich weg!"

Ich werde hellhörig, als Peter diese Sätze sagt. Es ist sein letzter Tag in seiner Firma, die Wirtschaftskrise hat zugeschlagen und seine Dienste in der Werkstatt werden nicht mehr benötigt. Selber gekündigt hat er nicht. Peter erhält einen Geschenkkorb mit Essen und Wein – sehr viel Wein und Schnaps. Der Mann ist frustriert, wütend, ohnmächtig – und er will Alkohol trinken!

Ich urteile nicht. Ich kenne das Gefühl der Befreiung, wenn ich trinke – oder besser, aus heutiger Sicht: Ich kannte es. Es muss ja nicht direkt die Kündigung sein, es kann auch nach einem schlimmen Tag oder einer schlimmen Mitteilung auftreten. Dieser erlösende Moment abends: Ich öffne das Bier, setze an und schlucke. Kalte Erlösung: Ich schmecke das Bier – herb, frisch, befreiend. Die Hälfte der Flasche schaffte ich immer direkt, an den ganz schlimmen Tagen exte ich die erste Flasche Bier komplett. Druck abbauen, Frust runterspülen – und ein paar Drinks später setzt das Vergessen ein. Endlich – was für eine Wohltat: Die laute wütende Stimme in mir wird leise, alles wird ruhig, alles wird gut ...

Gar nichts wird gut! Am nächsten Morgen ist alles beschissen: Durst! Der Mund ist trocken, der Kopf tut weh. Wo bin ich? Wenn es ein guter Tag war, habe ich es ins Bett geschafft. Auf der Couch aufzuwachen ist grausam. Alles tut mir dann weh: Rücken, Schultern, Nacken – alles! Und überhaupt: Alles ist durcheinander – meine Gedanken, die Wohnung ... Ich denke: *Scheiße! Wer soll denn das aufräumen?* Meine Katze schaut mich an – ihr Blick sagt: sie nicht!

Es ist morgens. Am Wochenende kann ich direkt ins Bett und weiterschlafen, bis der halbe Tag vorbei und es Nachmittag ist. In der Woche dagegen muss ich arbeiten ... Meine körperliche Verfassung ist nach so einem Saufabend immer sehr bescheiden. Und die Probleme bleiben – bleiben ungelöst und laden ihre Freunde ein.

Alkohol verspricht eine Lösung, aber tatsächlich drückt er für die Probleme nur die Pausetaste und wir skippen den Tag weiter. In einem Alltag mit Alkohol ist einiges durcheinander, vieles bleibt liegen: Wäsche, Rechnungen, Geschirr ... Alkohol ist kein Freund und auch nicht hilfreich, denn jedes Problem, das nicht gelöst wird, ploppt wieder auf – und wenn wir das Problem dauerhaft nicht lösen, wird aus einem kleinen Problem ein großes Problem.

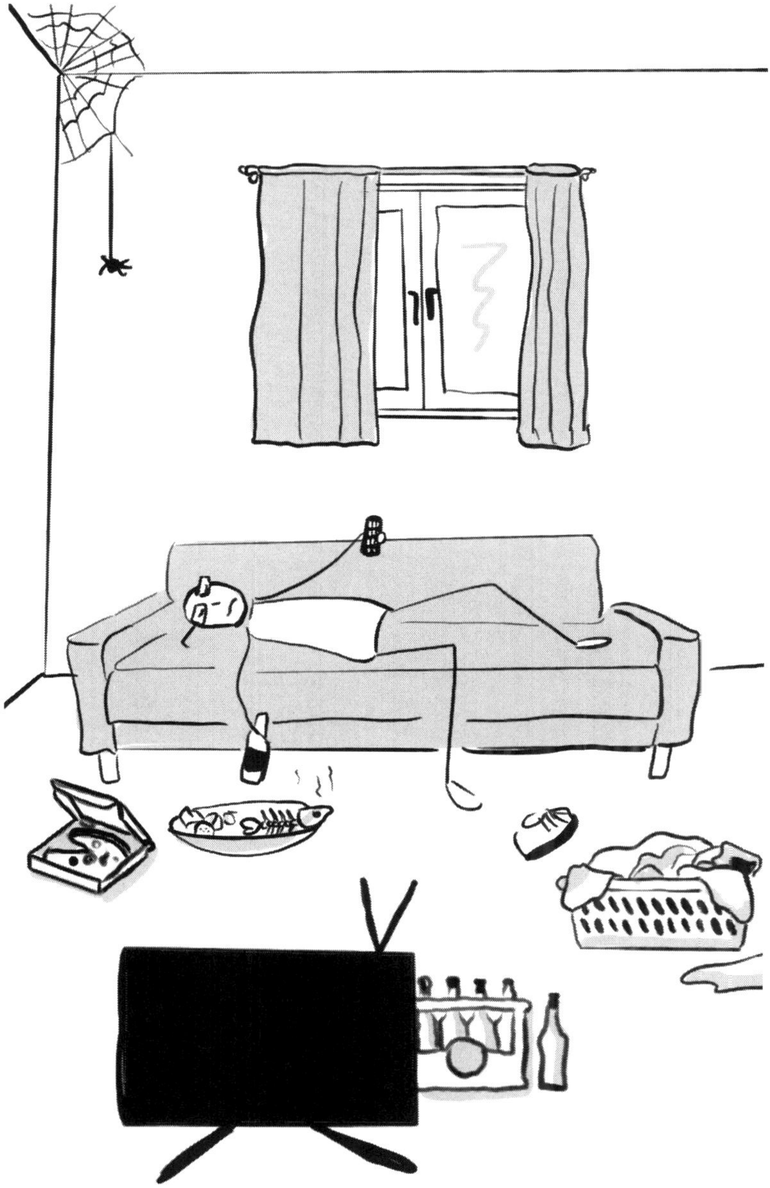

2.2.3 Spiegelwelten

Gedankenexperiment: Auf in das Wochenende mit Alkohol – yeah!

Freitagabend

Die Woche war anstrengend – zur Belohnung gibt es zum Feierabend von der Tanke zwei kalte Dosenbier!

Samstag

Gruppenausflug ins Outlet. Ich finde auf dem Gelände einen mobilen Kaffeeladen, der auch Irish Coffee anbietet: Baileys und Kaffee – welche Magie!

Am Nachmittag: Hey, da hinten verkaufen sie Glühwein – Bingo!

Ankunft zu Hause um 21:25 Uhr. Es ist genau 35 Minuten Zeit, um noch schnell Bier einkaufen zu gehen.

Sonntag

Sonntags bleibe ich immer nüchtern – zumindest bis zum Nachmittag oder frühen Abend. Sonntags schon am Morgen trinken? – Ich bin doch kein Alki!

Nachmittags fahre ich zur Tanke, denn ich habe gestern Abend doch alle Bierdosen schon leer getrunken, auch die für den Sonntag – jetzt brauche ich Nachschub. Abends trinke ich mein normales Pensum.

Montag

Ich bin einigermaßen fit. Keine Ahnung, warum ich immer wieder gefragt werde, was ich so an Alkohol trinke – total übertrieben!

Stopp! Dieses Wochenende ist so nie passiert! Mit OAmN sieht mein Wochenende tatsächlich wie folgt aus:

Ich war von Freitag bis Montag fit, die Tage am Wochenende habe ich nicht verpennt und ich war sogar draußen „eine Runde im Wald spazieren". Das Beste beim Leben ohne Alkohol ist definitiv das gute Gefühl am nächsten Morgen.

Fazit

Nicht getrunkener Alkohol am Wochenende:
5 Liter Bier (holy shit!)
1 Irish Coffee
1 Glühwein
Gesparte Kalorien: ca. 3.000 (wow!)
Gespartes Geld: ca. 30 Euro (immerhin)

Mein Mehrwert

Ein schöner Tag im Outlet
1 neu gekaufter Chewbacca-Jumpsuit
plus ne aufgeräumte Wohnung!
plus ne Runde Bewegung im Wald!
Ich bin fit am Montagmorgen!

2.2.4 Hör mal, wer da spricht!

Ich möchte dir gerne etwas von meinem Kumpel erzählen. Der Mann hat Energie – viel Energie! Er heißt Gustav. Gustav ist eine ehrliche Haut und hat ein reines Herz – und wir sind seit 20 Jahren Freunde. Er trinkt gerne und wir haben immer gerne zusammen getrunken. Er hat es im Griff und wenn wir gemeinsam trinken, dann haben wir es beide unter Kontrolle – normalerweise!

Mit meinem Kumpel Gustav zu trinken ist beruhigend, sehr angenehm, es entspannt – und ist meistens lustig! Er ist mir ein Freund und auch Mentor. Alkohol gehört zu seinem Leben – er wird nicht aufhören zu trinken; er möchte das nicht. Er sei doch kein Mönch, sagt er immer – obwohl die Mönche ja nebenbei auch gerne Trinken, Bierbrauen usw.

Aber weiter im Text: Beim nächsten Mal, wenn ich wieder mit ihm essen gehe, wird mein Kumpel Gustav mir zuhören, nicken – und trinken. Und dann trinken wir wieder gemeinsam! Wenn wir gemeinsam trinken – nur ich mit ihm und sonst nicht –, dann bin ich doch trotzdem abstinent und trinke sonst nicht. Dann ist doch alles okay, oder? Denn mit ihm trinken wir ein Glas Wein und ohne ihn hören wir einfach wieder auf, zu trinken. Wie klingt das?

– Moment ... Was heißt denn eigentlich „wir"? – Da war sie also wieder: Das war die Stelle, an der die Alkoholstimme sich verplappert hat.

Oktober 2019 - Tag 15 der Abstinenz:

Ich denke: *Alarm! Achtung, nicht trinken! Meine innere Alkoholstimme versucht, mir wieder reinzuquatschen!*

Es gibt diese innere Stimme, die zu uns spricht und möchte, dass wir Alkohol trinken. Sie möchte *unbedingt*, dass wir Alkohol trinken!

Wir müssen es schaffen, diese Stimme als Alkoholstimme zu erkennen – dann ist viel gewonnen. Für mich war es ein entscheidender Schritt auf dem Weg dazu, nicht mehr zu trinken, diese Stimme zu identifizieren. Dabei erkannte ich: Ich bin nicht diese Alkoholstimme, diese Stimme ist nur ein Teil meines abhängigen Ichs. Und diese Stimme möchte erreichen, dass ich Alkohol trinke – *ganz egal wie!*

Diese Stimme ist gerissen und schlau. Sie nutzt etwas geistige Brandstiftung (nicht zu viel, aber gerade genug, um Angst zu kriegen: „Du wirst einen Freund verlieren!"), sie nutzt etwas Nostalgie („es war schön, es fühlte sich soooo gut an, als du das letzte Mal getrunken hast!"), sie spielt die Freundschaftskarte („das kannst du doch nicht bringen, einfach nicht mit ihm zu trinken!") und dazu mischt sie noch ein Schlückchen schlechtes Gewissen – fertig ist das Gift!

Diese Alkoholstimme treibt ein perfides Spiel. Sie weiß genau, welche Knöpfe sie bei mir drücken muss, und kennt die komplette Klaviatur. Verharmlosen, Verständnis zeigen, Komplize sein, Einwände aus dem Weg räumen, mögliche Ausnahmen aufzeigen usw. – kein Anlass dafür bleibt ungenutzt und keine Person ist zu schade, um als Grund zu dienen. Und „never waste a crisis": Jede persönliche oder allgemeine Krise ist ein Grund, zu trinken.

Diese Stimme ist mittlerweile überall bekannt für das, was sie tut. Egal, wie wir sie nennen und welche unschönen Namen wir ihr geben – sie ist immer dieselbe. Wenn du dich mit Abstinenz beschäftigst, hast du vielleicht schon von ihr gehört: Die Alkoholstimme ist bekannt als Mephisto, Voldemort, Osama, Wolfie – oder Martin, wie ich sie nenne. Und sie versucht es trotz allem immer wieder.

Auch mir begegnete diese Alkoholstimme während meiner Abstinenz immer wieder – so auch am 04.10.2019, dem ersten Tag meiner Abstinenz: Das Gezeter ging natürlich schon vorher los; ich hatte gerade erst das erste Programm von Nathalie gestartet.

Meine Suchtstimme heißt Martin. Martin, das war mal die nervige Kunstfigur eines bekannten Comedians: „Ich bin der Maddin, ne?“ Ich denke mir zu dem Namen Martin das dümmste Gesicht und die scheußlichste Person, die ich mir vorstellen kann: dümmster anzunehmender Unmensch! Manche nehmen als Namen für ihre Alkoholstimme lieber Saddam oder Osama, aber da meine Stimme deutsch spricht, gebe ich ihr lieber einen typisch deutschen Namen – Martin eben.

Am Tag 1 meiner Abstinenz ist meine Suchtstimme Martin noch relativ entspannt und abgeklärt. Sie meint, ich würde früher oder später eh wieder auf sie hören. Es fühlte sich mit Martin ein wenig so an wie ein Mexican Standoff, so eine Art Unentschieden: Er weiß auf alles eine Antwort, es ist ein ewiges Hin und Her.

Ich sage: „Heute trinke ich nicht. Heute nicht!“

Martin kräht: „Dann halt morgen! Ich habe Zeit! Ich bleibe hier! Ticktack!“

Dann erinnert mich meine Suchtstimme Martin an die schönen und angenehmen Momente mit Alkohol: „Wären denn die ganzen Feiern auch ohne Sekt und Bierchen so schön gewesen? Das glaubst du selber nicht, Marco! Gut, erzähl dir das – aber wir wissen es doch beide besser.“

Martin sagt: „Du kannst das in den Griff kriegen, Marco. Hör mal zu, hier ist mein Vorschlag zur Güte: Du trinkst wieder kontrolliert, dann macht es dir auch wieder Spaß. Und es ist nicht schlimm, wirklich nicht! Ich verspreche es dir.“

Martin kennt mich gut. Im Fußballstadion gehören Bier und Bratwurst dazu – und mein Verein Borussia Mönchengladbach ist momentan Erster. „Und das nächste Mal im Borussiapark gegen die Eintracht – willst du dann eine Sieger-Cola trinken? – LOL!“, spottet die Stimme. „Das erste Bier trinkt ihr doch immer am Parkplatz, wenn ihr ankommt – das ist TRADITION, Marco! Viel Spaß, du Spielverderber!“

Und so geht es weiter: „Willst du beim nächsten Mittagstermin im Restaurant ernsthaft nix trinken? – Ihr trinkt immer etwas, wenn ihr euch wiederseht. Möchtest du bei diesen Mittagsterminen wirklich alleine Wasser trinken? Kommst du dir dabei nicht etwas doof vor? – Hey! Diese Mittagstermine sind wirklich nicht so oft, da machen wir mal eine Ausnahme! Es ist doch total übertrieben, da nur Wasser zu trinken! Also wirklich, Marco!"

„Wenn du diese Woche die Garage bar bezahlst, wird dir die gute Frau wie immer eine Flasche Bier geben. Willst du sie wirklich enttäuschen und ablehnen? – Die ist 80 Jahre alt, sie wird das nicht verstehen! Und es ist doch nur ein Bier, Marco – EIN Bier! Komm schon!"

„Nächste Woche ist der Genusstag, Marco – ihr habt Tickets. Und du willst dann im Supermarkt für die 20 Euro wirklich keinen Wein trinken? Genuss mit O-Saft und Wasser? – LECKER! Das lohnt sich ja!"

„Mach das Programm von dieser Nathalia doch lieber im November – dann sind die 30 Tage auch durch, bevor es Dezember wird, und wir können auf den Weihnachtsmarkt. Da gibt es Glühwein! Und fette Henne mit Kakao – den trinkst du doch so gerne, Marco."

„Was ist denn los mit dir?", fragt die Stimme, „trinken wir jetzt endlich?"

„Marco, tue uns beiden – aber in erster Linie dir – einen Gefallen: Hör mit dem Programm von dieser Nathalia Stüben auf. Du hast deinen Punkt bei mir jetzt klargemacht – und ja, wir haben ein Wochenende lang nicht getrunken. Du hast doch jetzt gezeigt: Wenn du willst, kannst du aufhören; wenn du willst, machst du eine Pause. Und wenn du dann wirklich aufhören willst, dann hören wir auch wirklich auf – versprochen, Hand drauf!"

Ich nehme meinen ganzen Mut zusammen und antworte: „Erstens heißt sie Nathalie und nicht Nathalia. Und zweitens gehe ich jetzt mit ihr, nicht mehr mit dir. Lass mich bitte in Ruhe, ich kann nicht mehr und ich will nicht mehr. Geh weg – jetzt!"

Danach hat die Alkoholstimme geschwiegen. Ich dachte zuerst, sie schmollt, und hatte auch etwas Angst vor meinem eigenen Mut, aber es war Ruhe. Ja, dann war Ruhe – zumindest für ein paar Tage ... Dann kam die Nummer mit „Trink mit deinem Kumpel Gustav" am Tag 15 der Abstinenz – und dann war wieder Ruhe, scheinbar endgültig. Jetzt war ich über den Berg – das dachte ich zumindest.

Ich dachte wirklich: *Jetzt hat diese Alkoholstimme ihr Pulver verschossen und jetzt hört sie auf. Martin gibt auf, weil er weiß: Ich bin achtsam, ich passe auf, ich höre nicht auf ihn. Martin kann aufhören und sich das Gesabbel sparen!*

Weihnachtszeit im Dezember 2019 - Tag 93 der Abstinenz:

Meine Weihnachtstage sind dieses Jahr eher „geht so". Es ist eigentlich nicht viel passiert, aber mir kommen Gedanken an den Alkohol. Am meisten macht mir ein Geschenk zu schaffen, eine Tischunterlage aus Frankreich. Das Bild auf der Unterlage ist sehr schön – bei genauer Betrachtung zeigt sich allerdings, dass darauf ein Weinladen abgebildet ist. Jetzt bin ich die ganze Zeit am Tagträumen und möchte dort hin – das weckt eine Sehnsucht in mir!

Und dann ist die Stimme wieder da. Tataaaah – Auftritt: Martin, die Alkoholstimme! „Schnell, Marco", sagt er, „kaufe Wein! Trink!"

Das ist ein wenig wie in den ganzen Gangsterfilmen: Da steigen die Leute aus dem Geschäft aus, bauen sich etwas Neues auf – und dann kommt jemand und versucht, sie wieder reinzuziehen.

Martin quatscht – und ich habe Angst, dass ich spätestens im Januar nach 100 Tagen Abstinenz doch wieder zu trinken anfange. Martin bearbeitet mich und setzt mir zu, er quatscht mich mürbe. Martin ist eine echte Nervensäge!

„Nach 100 Tagen hast du es verdient, wieder zu trinken. Ich habe verstanden: Du bist der Boss – aber jetzt trinken wir wieder, okay?"

Die Alkoholstimme weiß es immer noch nicht: Es ist ein neuer Sheriff in der Stadt. Nathalie erinnert mich daran, was zu tun ist – ich war nachlässig. Sie schreibt mir: „Mach deine Übungen!"

Ich erinnere mich, warum ich nüchtern bin – und warum ich nüchtern bleibe! Ich bewege mich und ab Januar laufe ich wieder in der Spur. *Martin, heul leise!*

Januar 2020 – Tag 125 der Abstinenz:

Ich besuche eine Lesung und als ich in die Halle reinkomme, ist da ein freier Bierstand: edel hergerichtet, die Bedienung in adretter Uniform, alles ist chic – und ich denke mir so: *Jetzt ein kühles, kultiviertes Pils; das ist sogar gezapft! Das habe ich mir verdient! Einmal ist keinmal – und überhaupt ...*

Aber Moment mal: „Ich dachte mir?“ – War das wirklich ich? „Oh, Martin! Komm raus, du verdammte Alkoholstimme!“

„Was war es denn diesmal?“, jammert er. „Was hat mich verraten? Das ist das neue Programm von ihr, was?“ krakeelt Martin so, wie nur er es kann.

„Nee, Martin“, sage ich ihm, „das weiß ich noch alles vom ersten Programm!“

Ich bin nicht diese Stimme. Und nein – die Antwort ist immer noch nein! Ich trinke nicht, ich trinke keinen Alkohol! Martin kommt ja schon immer seltener – ich erkenne ihn und ich schicke ihn weg. Ich brauche keine Alkoholstimme in meinem Kopf!

Dann stehe ich in der Halle am Stand. Ich atme tief durch und hole mir an diesem Abend eine Cola. Die Cola kostet 6 Euro mit Pfand und hat extra viel Subbel am Flaschenboden – so viel zum kultivierten Getränkestand: gezapftes Bier – und Cola aus den Resten einer Plastikflasche.

Trotzdem ist es für mich an diesem Tag ein Happy End – mein Tag ist gerettet. Doch wann wird die Alkoholstimme wiederkommen? Oder ist jetzt endlich mal gut?

Februar 2020 - Abstinenzzeit ca. 5 Monate:

Zugfahrt nach München: Was ist denn jetzt los? – „Ich auch!“, durchzuckt es mich. Da – die Alkoholstimme ist zurück! Ich brauche jetzt nur den Arm zu heben und bekomme sofort ein Bier.

Die Serviceangestellte der Bahn balanciert ein volles Glas Weizenbier vor mir – perfekt gezapft! Super Schaumkrone, satte Farbe, es perlt und im Innern des Glases tanzen die Moleküle – ein halber Liter Freude und Entspannung!

Martin ist da, winkt aufgeregt und zeigt freudig auf das Bier: „Da! So wie früher: Kaufen! Trinken!“

Ich atme durch, schaue aus dem Fenster. Die Landschaft rauscht vorbei, der Zug fährt wirklich schnell. Langsam entspanne ich mich wieder. „Nein, ich trinke nicht: heute nicht, morgen auch nicht – gar nicht mehr. Die Antwort bleibt nein!“

Das Ganze dauerte weniger als eine halbe Minute – und Martin, meine Alkoholstimme, ist auch schon wieder weg. Und wann kommt er das nächste Mal? – Ich weiß es offen gesagt nicht. Aber ich weiß, was ich über Martin gelernt habe:

1 I Ich bin nicht die Alkoholstimme.

2 I Ich weiß, was Martin will: Ich soll Alkohol trinken – daran erkenne ich meine Alkoholstimme Martin.

3 I Ich habe das letzte Wort und ich kann NEIN sagen.

4 I Martin hat Angst vor Nathalie und ihren Programmen; Angst vor allem, was mich unterstützt, und vor sozialen Kontakten.

5 I Er ist ein Schisser und verschwindet, wenn er kein Land sieht.

6 I Die Alkoholstimme ist nur so stark, wie ich es zulasse.

7 I Martins Verkleidungen werden schlechter und durchschaubarer, seine Überzeugungsversuche immer kläglicher.

8 I Die Stimme kommt immer seltener – Martin verliert.

9 I Ich gebe Martin keine Chance mehr – Martin ist quasi schon Geschichte.

Ich weiß: Ich muss in meinem Leben nie wieder auf Martin hören. Das zu wissen, ist so befreiend – ich fühle einfach nur eine große Erleichterung!

2.2.5 Rückfall?

Definition: Ein Rückfall ist das bewusste Einnehmen von Alkohol nach einer Zeit der Abstinenz.

März 2020 - Tag 176 der Abstinenz:

Ich habe das Thema Rückfall bewusst und lange vor mir hergeschoben. Gedanken an einen Rückfall verursachen in mir Angst, Enttäuschung und Unruhe. Je länger ich abstinent bin, desto größer ist die Chance auf eine erfolgreiche Abstinenz. Und auf gar keinen Fall möchte ich in mein altes Trinkverhalten zurückrutschen – ich möchte nicht mehr wie früher Alkohol trinken und ich möchte auch keinen „Ausrutscher"!

Wobei – ein „Ausrutscher" klingt doch ganz nett, oder? Fast schon harmlos und gar nicht so schlimm. Ich habe auch gar nicht so viel Angst vor dem ersten Glas Wein oder dem ersten Bier – aber umso mehr Angst habe ich vor jedem weiteren Glas Alkohol, das unvermeidlich folgen würde. Und ja – das wäre wirklich unvermeidlich!

Ich kenne mich und mein Trinken lange und gut – und ich bin mir zu 100 Prozent sicher, dass ich nach einem Rückfall superschnell wieder in die alten Trinkgewohnheiten abrutschen würde. Sobald ich diese Linie „Nichttrinken" überschreite und eine Ausnahme mache, ist die Hürde für die nächste Ausnahme kleiner geworden und spätestens ab dem dritten Mal folge ich wieder dem „Pfad des Trinkens", der dann zu einer Steigerung der Trinkhäufigkeit führt.

Aber wie entstehen eigentlich Rückfallsituationen? – Offensichtlich ist es ja viel einfacher, Krisen zu bewältigen und Schicksalsschläge zu verkraften, ohne dabei zu trinken. Die Gefahr eines Rückfalls liegt mehr in alltäglichen Situationen.

Mein soziales Umfeld ist sehr gut: Niemand fordert mich auf, mit ihm zu trinken. Die Frage des Mittrinkens hat mich aber selber lange Zeit unter Druck gesetzt: Gehöre ich immer noch dazu, wenn ich nüchtern bleibe? Ist es nicht unhöflich, zu Menschen im entscheidenden Moment „Nein, ich trinke keinen Alkohol" zu sagen?

Ich trank immer impulsiv und nach Gefühl – egal, ob die Gefühle angenehm oder unangenehm waren. Unangenehme Trinkgefühle waren Hunger, Einsamkeit, Langeweile oder Müdigkeit. Aber es gab auch angenehme Gefühle, die mich zum Trinken brachten: Erfolg, Verliebtsein, Glück. Auch Konflikte und Stress waren Trinkauslöser – und dann gab es noch Familie, Arbeit und Freunde – alles und nichts konnte mich dazu bringen, Alkohol zu trinken.

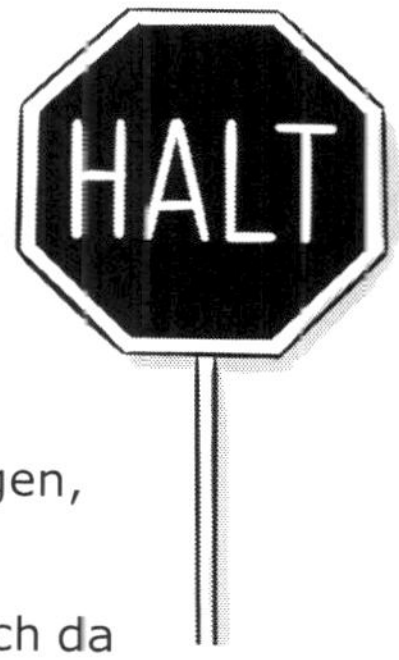

Ein plötzliches Verlangen nach Alkohol kommt in persönlichen Trigger-Situationen – bei mir waren das Konzerte, Fußballspiele, Hotels, Restaurantbesuche und Bahnreisen. Hier hat es mich bisher schon mindestens dreimal eiskalt erwischt und ich hatte das große Verlangen, endlich wieder Alkohol zu trinken.

Lange Zeit habe ich diese Situationen vermieden und mich da erst langsam wieder herangetastet. Dann war ich vorbereitet und bin mit einer Exit-Strategie in diese Situationen hineingegangen: erstes Fußballspiel, erstes Treffen mit trinkenden Kumpels, erster Restaurantbesuch. Fußball und Restaurants triggern mich inzwischen nicht mehr und das Interesse an Live-Konzerten habe ich schon vor Corona komplett verloren. Bahn und Hotel meide ich aber weiterhin, falls möglich.

Scheinbar harmlose schnelle Entscheidungen und Leichtsinn erhöhen das Rückfallrisiko ebenfalls. Deswegen habe ich Alkohol aus dem Haus verbannt – auch das alkoholfreie Bier.

Ich erledige Probleme und packe offene Dinge an, ehe sie mich belasten und Triggern können. Mein Umfeld weiß Bescheid, dass ich keinen Alkohol trinke – und bei Rückfallgedanken muss ich wissen, was zu tun ist. Ich habe mich vorbereitet und weiß es inzwischen, ohne Nachzudenken – das ist wichtig: Wenn die Alkoholstimme kommt, muss ich wissen, was ich tue.

Wenn ich Gedanken ans Trinken habe oder von dem Verlangen zu trinken „überfallen" werde, nutze ich meinen Werkzeugkasten:

1 | atmen: bewusste Atmung – ein und aus und wieder ein – so lange, bis es wieder geht

2 | körperlich abreagieren: Ortswechsel, Bewegung, raus in die Natur

3 | den Gedankenstrom stoppen und laut „Nein!" sagen

4 | Ich erinnere mich an mein Warum.

5 | Ich suche die Nähe meiner Familie oder von lieben Menschen.

Was werde ich bei einem Rückfall tun? – Das Scheißgefühl abspeichern fürs nächste Mal und zu verstehen versuchen, wie es dazu gekommen ist. Dann einen Haken dransetzen – und wieder mit Tag 1 loslegen! Die Abstinenz muss dann wieder Priorität 1 sein. Abstinenz ist zwar nicht alles und ich bin nicht meine Abstinenz – aber ohne Abstinenz ist alles nichts!

„Krokodile kommen nicht, wenn man sie ruft", lautet ein afrikanisches Sprichwort. Und genau wie mit den Krokodilen ist es mit dem Drang, Alkohol zu trinken: Er kommt ungerufen und unerwartet. Und genau deshalb sind Wachsamkeit und Achtsamkeit zur Vermeidung eines Rückfalls sehr wichtig.

2.2.6 Gefühlt schlechte Tage

Mai 2020 - Tag 238 der Abstinenz:

Die Abstinenz läuft insgesamt gut, aber es sind gefühlt einige richtig miese Tage dabei gewesen. Es waren insgesamt nur wenige Tage, aber an diesen Tagen habe ich mich richtig schlecht gefühlt: alleine, unverstanden, überfordert. Von daher weiß ich, dass an den Tagen auch die üblichen Motivations- und Gute-Laune-Tipps nicht helfen.

Was mir geholfen hat, war das Wissen, dass es für uns Menschen ganz normal ist, solche Tage zu haben. Abstinenz ist kein Mittel dagegen – aber umgekehrt hilft Alkohol an solchen Tagen auch nicht: Gefühle sind unabhängig vom Alkohol. Als ich am Anfang der Abstinenz diese Euphorie spürte, dachte ich: *Vielleicht geht das weiter so. Bitte, lass es so weitergehen! GEIL!* Das war dann leider nicht so.

Jede Abstinenz hat verschiedene Phasen. Am Anfang war ich oft müde und Körper und Geist brauchten Zeit für die Anpassung an das Nüchternsein. Danach kam die sogenannte „rosa Wolke": Alles war super oder noch besser: Alles war super-duper. Ich war überwältigt von der Energie, die ich spürte – super! Alle Menschen schienen freundlich zu sein und mich anzulachen – super! Die Natur erschien mir soooo schön: der Wald, die Bäume – super, super, super!

Aber dann kamen auch die normalen und traurigen Tage wieder. Ich wusste es ja: Es ist normal, an manchen Tagen auch traurig und wütend zu sein. Jedes Gefühl bleibt nur eine bestimmte Zeit und verschwindet dann wieder. An den Tagen, an denen ich traurig war, wollte ich davon aber nichts wissen oder hören. Ja, es gibt keine schlechten Gefühle – jedes Gefühl hat seine sinnvolle Funktion. Dieser Gedanke mag richtig sein, aber es fühlt sich trotzdem scheiße an, wenn ich traurig bin.

Mir hilft es, an den schlechten Tagen in das Gefühl voll reinzugehen. Das ist bei manchen Gefühlen super unangenehm, aber ich mache es trotzdem und lasse es zu. Es ist so: Jedes Gefühl möchte nur kurz bleiben und die Gewissheit, dass diese Gefühle vorübergehen, hilft, diese Phasen zu überstehen. Mein Mantra ist: Es geht vorbei – auch diesmal und auch wenn es sich im Moment nicht so anfühlt.

Ich glaube, was ich manchmal vermisst habe, war auch gar nicht der Alkohol selber, sondern die Watte, in die der Alkohol mich packte und den Dimmer, mit dem er mir die Welt verdunkelte: dieses Runterdrehen, das Ausblenden von Gefühlen und Ballast; diesen Augenblick der Erleichterung, das Vergessen, den Pauseschalter: Für heute setzen wir jetzt aus, es geht erst morgen wieder weiter. Der Alkohol hatte diese Funktion, das kann ich verstehen – aber Alkohol als Lösung fällt für mich mittlerweile aus, denn Alkohol löst keine Probleme, er verschleppt sie und macht sie damit nur größer, schlimmer und endgültiger.

Mittlerweile tue ich bewusst Dinge, die mir guttun – schon vorbeugend, auch wenn ich momentan keine Lust darauf habe: Ich bewege mich, gehe in die Natur, treffe Leute, mache diese kleinen Übungen wie die Dankbarkeitsübung und noch andere Dinge, die mir guttun. Oft merke ich an den Tagen, wo ich es tue, keine direkte Auswirkung und ehrlich gesagt macht es an vielen Tagen gefühlt gar keinen Unterschied, ob ich etwas für mich tue. Aber sobald ich mehrere Tage oder eine Woche lang nichts davon mache, kommen die alten negativen Gedanken und Gewohnheiten wieder auf – und dann folgen die richtig miesen Tage.

Umgekehrt verhindere ich mit Vorsorge diese gefühlt schlechten Tage zwar nicht komplett – sie kommen aber doch deutlich seltener. Abstinenz ist wirklich toll – aber die Wahrheit ist auch: Mit Abstinenz scheint dir auch nicht nur die Sonne aus dem Hintern.

2.3 Ein gefühlt neues Leben

Mit der Abstinenz änderte sich mein Leben in vielen Bereichen. Es gab Sachen, die ich wusste und ahnte. Anderes kam total überraschend!

2.3.1 Wie sage ich, dass ich nicht trinke?

Abstinenz ist ein schambehaftetes Thema und es ist nicht immer einfach, darüber zu sprechen. Im Januar 2020 war ich auf einer Weiterbildung unseres englischsprachigen Speakers Club und führte während einer unserer Aufgaben im Workshop das folgende Gespräch mit zwei Teilnehmern von anderen Klubs. Das Gespräch war auf Englisch, ich möchte es hier aber deutsch wiedergeben.

Eric: Manche Klubs halten ihre Meetings in einer Bar oder einem Restaurant ab.

Pam: Oh, wie großartig! Da kann dann ja auch was getrunken werden.

Eric: Ja, die Leute lieben es!

Pam: Es ist immer noch „trockener Januar" – kennt ihr das auch?

Marco: Ja, klar: kein Alkohol im Januar.

Pam: Noch eine ganze Woche – dann ist es endlich vorbei! (seufzt)

Marco: Ich trinke sowieso keinen Alkohol.

Pam: Wirklich? Du trinkst gar keinen Alkohol?

Marco: Ja, ich habe in meinem bisherigen Leben schon genug Alkohol getrunken.

Pam: (fragend) Oh, okay ...

Marco: Ich fühle mich auch besser damit: Ich bin jetzt viel fitter und erholter – besonders am Morgen.

Pam: Das klingt großartig!

Marco: Danke! Nun ... was denkt ihr beide eigentlich über ...?

... und – Themenwechsel!

Diese Meetings sind immer international. Mit mir im Gespräch war eine junge Frau aus Kanada von einer großen U.S.-Firma und ein Deutscher von einer französischen Bank.

Bis zu diesem Zeitpunkt hatte ich bereits mehrfach direkt oder indirekt über meine Abstinenz gesprochen – in der Familie renne ich damit sowieso offene Türen ein. Dieses Gespräch im Januar 2020 war tatsächlich erst das dritte oder vierte Mal, dass ich öffentlich über meine Abstinenz gesprochen habe. Für mich funktionieren in Gesprächen über meine Abstinenz die folgenden Sätze sehr gut:

Ich habe in meinem Leben schon genug Alkohol getrunken.

Ich habe für mich festgestellt, dass es mir ohne Alkohol besser geht.

Es ist für mich einfacher, gar nichts zu trinken als zu versuchen, wenig zu trinken.

Ohne Alkohol zu leben, ist einfach gesünder für mich und ich fühle mich fitter – besonders morgens.

Ich habe eine Zeitlang übertrieben und jetzt trinke ich lieber keinen Alkohol mehr.

Falls mir etwas angeboten wird, sage ich meistens ohne Begründung, aber mit einem Lächeln „Nein, danke!“ oder „Ich trinke keinen Alkohol.“

Ich selber bringe das Gespräch meistens nicht in diese Richtung – *es muss auch nicht jeder alles wissen*, denke ich. Und wenn das Thema Alkohol aufkommt, dann sage ich meine zwei, drei Sätze dazu. Wichtig finde ich dabei, niemanden für sein Trinken zu verurteilen und niemandem deswegen ein schlechtes Gefühl zu geben. Jeder hat das Recht, bezüglich Alkohol seine eigenen Entscheidungen zu treffen. Mich selbst hat ja auch lange Zeit nichts und niemand langfristig vom Trinken abhalten können.

Und vor allem bitte kein Missionieren! Ich erzähle nicht ungefragt etwas über meine Abstinenz. Jemanden damit zu überfallen und ungefragt Empfehlungen zu geben, empfinde ich als übergriffig.

Auf der anderen Seite fange ich aber auch nicht an, mich meinerseits für meine Abstinenz zu rechtfertigen oder klein zu machen. Und ich flüchte mich auch fast gar nicht mehr in medizinische Gründe für mein Nüchternsein. Es gibt viele gute Gründe, nicht zu trinken – und es reicht vollkommen aus, nur einen guten Grund zu nennen. Ich sage normalerweise, dass es mir guttut und ich mich damit besser fühle. Und jeder, der mich kennt, weiß, wie wahr es ist, wenn ich sage: *Ich habe in meinem bisherigen Leben bereits genug Alkohol getrunken – mein Soll an Alkohol ist erfüllt.*

Nüchtern ist mein neues Normal – und genau so spreche ich auch darüber: normal eben. Nur wenn jemand von sich aus mehr darüber wissen möchte, gebe ich gerne Auskunft.

Am Anfang fürchtete ich mich vor Reaktionen wie Ablehnung, Spott, Ausgrenzung und langen Diskussionen. Die tatsächlichen Reaktionen sind eher die Folgenden:

1 I Es ist den meisten Leuten ganz egal!

2 I echte Freude und Anerkennung

3 I gespielte Anerkennung

4 I Unsicherheit

5 I Einige fangen an, ihren eigenen Konsum zu rechtfertigen.

Interessanterweise geschieht Letzteres oft mit medizinischen Gründen: Da kommt dann das berühmte Glas Wein beim Essen zur Sprache, das der Gesundheit so zuträglich sein soll, oder der Verdauungsschnaps wird gerühmt.

Manche vergessen ziemlich schnell oder registrieren es gar nicht, dass ich wirklich nüchtern bin. Wenn ich in einer Nachricht vor einem Treffen erwähne, dass ich keinen Alkohol trinke, sind das dann die Leute, die mir als Antwort zwei prostende Bierhumpen schicken. *Lol!*

Die notorischen Suffköppe sehe ich eh nicht mehr und Hotspots wie Bars, After-Work- und Trink-Partys meide ich, wenn ich kein gutes Gefühl dabei habe. Außerdem war ich nie ein großer Karnevalsfan, was es für mich natürlich auch deutlich einfacher macht, nüchtern zu bleiben. Aber im Dezember 2019 war ich sogar nüchtern auf einer Kostümparty! Diesmal hatte ich als Kostüm einen Chewbacca-Jumpsuit, früher bin ich als „Badewanne" zur Kostümparty: Ich habe mich volllaufen lassen.

2.3.2 Veränderungen

> *„Jeder möchte, dass sich die Welt für ihn zum Guten ändert. Aber niemand möchte sich gerne ändern."*
> *Leo Tolstoi*

Während meiner Reise ohne Alkohol änderten sich meine Einstellung und meine Gefühle.

Tag 1	—>	Tag 30	—>	Tag 365
Zweifel	—>	Restzweifel	—>	Gelassenheit
Zutrauen	—>	Vertrauen	—>	Urvertrauen
nervös	—>	aufgeregt	—>	gelassen
unsicher	—>	sicher	—>	selbstsicher
neu	—>	bekannt	—>	normal
Vorfreude	—>	Freude	—>	Friede & Freude

Ich persönlich warte jetzt nur noch auf den Eierkuchen.

2.3.2.1 Fußball als Zuschauer

Für mich gehörte Bier zum Fußball - immer! - und ich habe verdammt viel Zeit in meinem Leben mit Fußball verbracht. Die Kurve des Bierkonsums stieg dabei immer weiter an: Als Kind in der Jugend trank ich natürlich nichts, aber je älter und inaktiver ich selber wurde, umso mehr habe ich zum Fußball Alkohol getrunken. Am Ende waren es normalerweise zwei Biere pro Halbzeit, außerdem eines für jedes Tor, dann ein Siegesbier und so weiter. Ich kam locker auf den Konsum einiger Liter Bier pro Fußballspiel. Wenn ich an Fußball denke, fällt mir als erstes auch immer das Bier ein, das ich in allen Sorten und Varianten dabei trank: im Biergarten, auf der Fanmeile, vor dem Fernseher, das Stadionbier usw.

Es gab einfach unzählige Gelegenheiten, Bier zu trinken – egal ob vor dem Fernseher oder live im Stadion. Was das Bier betraf, machte das für mich gar keinen Unterschied: Bier gehörte für mich einfach mit dazu – ob alleine oder in der Gruppe. Wenn ich mit Leuten im Stadion zum Fußball war, haben wir immer getrunken und ich war immer ganz vorne mit dabei – inklusive Bierduschen, Kotzen, Pinkeln, Treppen oder Hänge runterfallen ... Ich weiß nicht, wie oft ich mir betrunken die Hosen versaut oder kaputtgemacht habe – Hauptsache war, wir konnten feiern: „So sehen Sieger aus! Scha-la-la-la-laaaahhhh! So sehen Sieger aus!"

An zivilisierteren Fußball-Tagen begnügte ich mich tatsächlich mit einer Bratwurst und einem Bier – meistens war das dann, wenn ich der Fahrer war. Das kam aber selten vor. Ich erinnere mich daran, dass ich in meiner Wohnung 30 (!) verschiedene Bierbecher aus dem Stadion angesammelt hatte – als Souvenir, es war schließlich immer das Wappen meines Vereines drauf.

Fußball hat immer zu meinem Leben gehört: Noch heute trage ich stolz die Raute im Herzen und die Farben meines Vereins, VfL Borussia Mönchengladbach. Beziehungen zu Menschen kommen und gehen, aber die Liebe zum Verein bleibt lebenslang. Wenn du als Leser/-in jetzt den Kopf schüttelst, dann frag einen echten Fußballfan – seine Antwort wird lauten: Is so!

Rückblick Oktober 2019 – erster Stadionbesuch ohne Bier:

Sollte mein Fußball und das alles jetzt vorbei sein? Wie würde der Fußball für mich sein, wenn ich nüchtern wäre? Als ich mit Nathalies Programm startete, war das tatsächlich eine meiner größten Ängste und Sorgen: Kann ich wirklich noch ins Stadion? Und kann ich vielleicht nie wieder in der Kneipe Fußball gucken? Schaue ich Fußballbundesliga wirk-

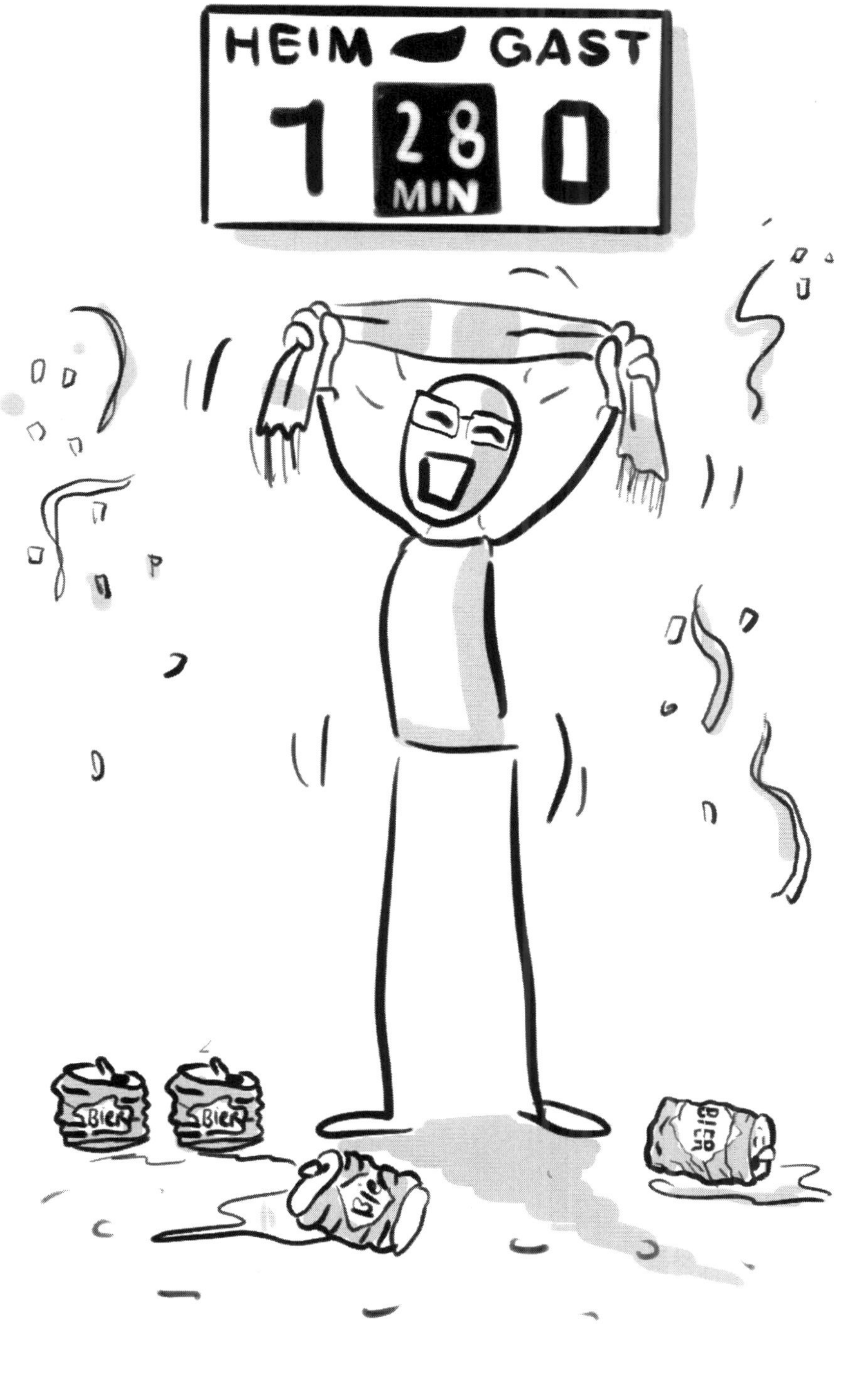
HEIM
GAST
1
28
MIN
0
BIER
BIER
Bier
BIER

lich nur noch ohne Bier, sogar ohne Alkoholfreies? – Das ist doch gar nicht möglich, oder?

Nathalies Empfehlung war hier klar und deutlich: Kein Bier, auch kein alkoholfreies! Ich fragte mich: *Weiß die gute Frau denn, was das für einen Fußballfan wie mich bedeutet? War sie denn überhaupt schon mal im Stadion?*

Ich wollte auf jeden Fall wieder ins Fußballstadion und so bereitete ich mich auf den ersten Besuch im Stadion vor. Es war ein erfolgreicher Tag: Gladbach gewann zu Hause 4:2 – und ich blieb nüchtern. Es war toll!

Entscheidend für mein Nüchternsein an diesem Tag war:

1 | Ich kannte mein Warum.

2 | Abstinenz war meine oberste Priorität.

3 | Ich spielte mit offenen Karten und sagte vorher Bescheid, dass ich keinen Alkohol trinken werde.

Und auch die Online-Gruppe von Nathalie hat mir mit Rat und Tat geholfen. Ich hatte hier vor dem Spiel meine Sorgen gepostet und gefragt, wer Ideen hat, wie ich das Spiel ohne Alkohol sehen kann. Die Reaktionen und die Unterstützung waren für mich überwältigend. Und auch das war ein wichtiger Baustein für mich, an diesem Tag nüchtern zu bleiben. Vielen Dank dafür.

Tatsächlich schaue ich nicht mehr ganz so oft und so viel wie früher Fußball – aber dafür schaue ich bewusster und ich schaue nur die Spiele, die mich wirklich interessieren. Mein Bundesliga-Abo im Pay-TV habe ich trotzdem gekündigt und jetzt höre ich die Bundesligakonferenz am Samstagnachmittag viel lieber im Radio – so wie früher halt!

Ich schaue Fußball also bewusster und lasse vieles auch weg. Ich genieße die Spiele – und die Klarheit, auch beim Schauen. Ich bin weniger wild – und vor allem nicht mehr so assi! Aber Fußball ist und bleibt wichtig für mich und der Vfl Borussia Mönchengladbach ist und bleibt mein Verein. Wie in vielen anderen Bereichen in meinem Leben habe ich auch hier inzwischen einfach eine bessere Balance gefunden.

2.3.2.2 Restaurantbesuch

Abendessen im Januar 2020:

Meine größte Sorge beim Start ins rauschfreie Leben war, ob ich auch ohne Alkohol gesellig bin. Im Restaurant gehörte für mich ein Glas Wein zum Lebensgefühl einfach dazu. Im Januar traf ich mich mit drei Freunden beim Italiener unserer Wahl.

Mein Fazit des Abends: 2 Limoncello, 1 Martini Blanc, 1 Demi Vin de Rouge – diese Getränke habe ich ausgelassen. Ich hatte stattdessen einen alkoholfreien Appetizer, jede Menge Wasser und einen Kaffee. Und es war easy!

Der Abend war unterhaltsam, locker, entspannt und ausgelassen. Die anderen drei haben Alkohol getrunken und auch das war okay – obwohl die Bedienung den Wein ausgerechnet vor mir auf dem Tisch abstellte.

Für einen meiner Freunde schien meine Abstinenz ganz normal zu sein und er bestellte direkt schon mal Wasser mit für mich. Die anderen waren erstaunt und fragten, warum ich keinen Alkohol trinke. Ich erklärte es kurz und beendete meine Ausführungen mit: „Es ist für mich leichter, nichts zu trinken als nur wenig".

„Das verstehe ich – find ich gut!", lautete die Antwort.

Das war Musik in meinen Ohren! Ich hatte immer Angst gehabt, ohne Alkohol als Spaßverderber zu gelten – auch in diesem Fall war das unbegründet.

Es geht tatsächlich auch ohne Alkohol – und zwar ziemlich gut. Das Szenario Restaurant war für mich zu Beginn der Abstinenz gar nicht denkbar: Zu sehr war in meiner Vorstellung das Essen im Restaurant mit einem Glas Wein verbunden. Umso mehr freute ich mich jetzt über den Verlauf des Abends und meine Abstinenz.

Abstinenz funktioniert, Abstinenz macht Spaß – und die Abstinenzmuskeln wachsen mit dem Training. Wie komme ich nach dem Restaurant betrunken gut nach Hause? – Auch diese Frage hat sich endgültig erledigt.

2.3.2.3 Partys und Geburtstage

Geburtstagsparty im Juni 2020:

Eine weitere meiner Sorgen war, wie es nüchtern auf Partys und Festen sein würde. Als ich im Juni zu einem Geburtstag eingeladen war, gingen mir schon am Morgen einige Gedanken durch den Kopf: *Der Jubilar trinkt gerne und viel – er hat immer kühles Bier im Kühlschrank, eine ausgezeichnete Auswahl an Whisky und überhaupt alles, was das Trinkerherz so begehrt. Außerdem findet er im Zweifel für jeden Gast, der zu viel getrunken hat, einen Schlafplatz ...*

Es ist anders, nüchtern auf Partys zu sein: Der wilde Rausch und das unkontrollierte Feiern sind weg, dafür erlebe ich alles bewusster und klarer. Ich kann auch ohne Alkohol lustig sein – auch wenn sich meine Lust auf Smalltalk und oberflächliche Gespräche in Grenzen hält.

Auf der Hinfahrt werde ich unruhig und mein Bauch zieht sich zusammen. Oh Mann, bin ich aufgeregt! Im Grunde bin ich ein schüchterner Mensch. Diese Aufregung vor Festen und sozialen Events nüchtern auszuhalten, ist immer noch eine Herausforderung für mich.

Der Geburtstag ist gut und der Gastgeber hat offensichtlich an mich gedacht: Ohne vorher etwas zu sagen, hat er eine ausgezeichnete Auswahl an nicht-alkoholischen Getränken gekühlt. Mittlerweile ist es für viele schon ziemlich normal, dass ich kein Alkohol trinke: Mir wird kein Alkohol angeboten, es wird aber auch kein Gedöns draus gemacht. Die anderen dürfen ja trotzdem trinken, und das tun sie auch. Ich rieche neben mir den Whisky – diesen Geruch mag ich mittlerweile gar nicht mehr. Bei den Schnäpsen schnappe ich nach Luft, ich mag sie einfach nicht mehr riechen.

Der Nachmittag vergeht, die Sonne scheint ... Und als dann ein Kaltgetränk auf dem Tisch vor mir steht und ich unter dem Sonnenschirm sitze, habe ich ein Déjà-vu. Es ist eher ein Gefühl als eine komplette Erinnerung: Dieser Moment hier und jetzt fühlt sich wie früher an – und er ist gut so. Der Unterschied zu früher ist, dass ich nun eine gekühlte Cola vor mir stehen habe, kein Bier. Aber das Ambiente stimmt, die Sonne lacht, die Leute sind freundlich und nett. Ich fühle mich wohl – und ohne es zu merken habe ich mich entspannt. Und das ganz ohne Alkohol!

Es folgen drei Stunden mit Essen, Getränken und Gesprächen. Irgendwann verabschiede ich mich und steige in mein Auto. Kein Alkohol, kein schlechtes Gefühl – kein Risiko für mich, meinen Führerschein und den Verkehr; weder für mich noch für andere. Einfach nur entspannt nach Hause fahren – wie schön!

2.3.2.4 Morning Glory und Top 10 der Verbesserungen

Ich liebe es morgens aufzuwachen und klar im Kopf zu sein – der nüchterne Morgen ist super! Der Tag liegt vor mir und ich bin bereit für alles, was er mir zu bieten hat. Und an den wenigen Tagen, an denen ich morgens schlecht rauskomme, erinnere ich mich daran, wie schwer es erst mit Alkohol war. Der neue Morgen ist nüchtern wirklich mit das Beste!

Was ich morgens definitiv nicht vermisse, sind: Kopfschmerzen, Brand, Übelkeit, ein Drehen im Kopf und ein sich drehendes Bett. Weiterhin vermisse ich morgens keine verlegten Schlüssel, Eintrittskarten oder Geld.

Erspart bleibt mir auch der sorgenvolle morgendliche Blick ins Handy: Ich muss nicht mehr checken, wem ich was geschrieben, was ich verschickt und ob ich jemanden angerufen habe.

In den Klamotten von gestern aufzuwachen, ist auch Vergangenheit – und auch die Überraschungsfunde der Überreste von nächtlichen Kotzereien vermisse ich nicht. Ich bin morgens einfach nur frisch, wach und erholt. Meine persönliche Top 10 der Verbesserungen:

1 | Abends bin ich oft immer noch müde und erschöpft – aber nicht deshalb, weil ich was getrunken habe, sondern einfach deshalb, weil die Tage jetzt wirklich produktiv sind.

2 | Ich schaue Filme bis zum Ende.

3 | Ordnung! Ich räume auf: Kisten, Schubladen, Keller, Schränke, Ordner, Kleiderschrank – und mein Leben!

4 | Ich lese endlich die Bücher, die ich mir gekauft habe.

5 | Die Wohnung ist sauberer und aufgeräumter.

6 | Ich habe mehr Zeit mit meiner Katze.

7 | Get things done! Meine Aufschieberitis ist besser geworden. Ich erledige Dinge und bringe sie zu Ende – endlich! Rechnungen, Pfand, Müll, Putzen, Wäsche, Inspektion, Zählerstände – alles wird erledigt.

8 | Ich gehe regelmäßig und zuverlässig zum Arzt und nach Jahren jetzt auch wieder zum Zahnarzt.

9 | Im Kühlschrank ist frisches Essen.

10 | Die Waage zeigt endlich wieder die richtigen Werte!

2.4 Abstinenz und Corona

Auf das Kapitel mit Corona hätte ich gerne verzichtet, denn in Zeiten von Corona hat jeder von uns sein Päckchen mit Arbeit, Familie und Gesundheit zu tragen. Ich habe mal gelesen, dass das Leben jedem von uns nur so viele Aufgaben mit auf den Weg gibt, wie er auch schaffen kann. So gesehen scheint das Leben mir einiges zuzutrauen.

Ich schreibe dies im April 2020. Als ich gestern Abend aus dem Fenster des Krankenhauses schaute und mein Spiegelbild in der Scheibe erblickte, sah ich mich selber im gelben Schutzkittel und grüner Haube mit Mundschutz. Gedanken zur aktuellen Situation flogen durch meinen Kopf.

Morgens auf der Arbeit erreichte mich ein Anruf auf der Arbeit: „Komme schnell her! Papa stirbt."

Es gibt für mich wirklich nur ganz wenige Gründe, wo ich es verstehen könnte, wenn ich wieder mit dem Trinken anfange. Der Tod in der Familie ist einer davon. Als ich im Krankenhaus aus dem Fenster schaute, wurde mir aber klar: *Nein – auch heute trinke ich nicht!*

Hinzu kommt: Mein Auto muss in die Reparatur! Als ich von der Arbeit ins Krankenhaus fuhr, quoll plötzlich Dampf unter der Motorhaube hervor. Ich konnte die Strecke noch zu Ende fahren, aber ich weiß: Ich habe ein Problem mit meinem Auto – ausgerechnet jetzt!

Wie Corona und die aktuelle wirtschaftliche Lage meinen Arbeitsplatz beeinflussen werden, weiß ich auch nicht.

Das Thema Corona nimmt dieser Tage im April an Fahrt auf – und ich habe gleichzeitig in meinem Leben besondere Probleme, Herausforderungen und Aufgaben zu bewältigen. Für mich ist aber nur Folgendes wichtig: *Ich brauche das Trinken nicht mehr – Alkohol ist nicht die Antwort!*

Obwohl es in meinem Leben früher weniger gute Gründe gab, Alkohol zu trinken, trank ich. Jetzt habe ich wirklich gute Gründe – und ich bleibe abstinent. Mein Entschluss steht – trotz oder wegen Corona – weiterhin fest: *Ich werde nicht mehr trinken. Ich bin durch damit – egal, was kommt!*

Ich spürte Erleichterung in der Klarheit des einfachen Gedankens: Ich muss nicht mehr trinken. Frieden ist und war für mich immer ein großes Wort – und ich glaube, das Wort Frieden trifft gut das, was ich mit der Abstinenz endlich gefunden habe.

Und was meine Probleme betrifft: Mein Auto wurde repariert, die Börse erholte sich und ich konnte mich von meinem Vater verabschieden. Was Corona anbelangt, glaube ich fest: Auch diesmal ist es noch nicht das Ende der Welt.

2.5 Glaubenssätze

Ein persönlicher Glaubenssatz ist etwas, woran jemand glaubt und was jemand für wahr hält. Meine Glaubensätze über Alkohol haben sich verändert:

1 I vorher: Ich verliere alle meine Freunde, weil Alkohol einfach dazugehört – und ohne Alkohol gehöre ich nicht dazu!

– heute: Meine wahren Freunde unterstützen mich und freuen sich mit mir. Wer mich ohne Alkohol nicht akzeptiert, hat vielleicht selber ein Problem und ist nicht wirklich jemand, mit dem ich zu tun haben möchte.

2 I vorher: Alkohol gehört zum kultivierten Restaurantbesuch mit dazu.

– heute: In einem guten Lokal oder mit den richtigen Leuten ist jeder Restaurantbesuch ein Erlebnis.

3 I vorher: Wenn ich etwas feiere, mache ich das mit Alkohol – er macht Lebensereignisse zu besonderen, erinnerungswürdigen Gelegenheiten.

– heute: Ohne Alkohol erinnere ich mich erst wirklich und nehme die schönen Ereignisse viel besser und klarer wahr.

4 I vorher: Beim Fußball gehören Bratwurst und Stadionbier mit dazu.

– heute: Fußball funktioniert auch ohne Bier!

5 I vorher: Ohne Alkohol kann ich keinen Spaß haben und bin ein Spielverderber auf Partys.

– heute: Auch ohne Alkohol habe ich viele Flausen im Kopf!

6 I vorher: Meine Kreativität geht flöten, denn mit Alkohol kann ich unterhaltsamer reden und schreiben.

– heute: Ich habe mein Buch komplett nüchtern geschrieben.

7 I vorher: Gespräche ohne Alkohol sind trocken und nichtssagend.

– heute: Tiefere Gespräche und Gedanken gibt es ohne Alkohol.

8 I vorher: Es gibt keine Getränke ohne Alkohol, die wirklich schmecken; Wasser schmeckt fade und irgendwie leer!

– heute: Wasser kann sehr frisch und lecker sein!

9 I vorher: Alkohol ist mein Freund, Tröster und Mutmacher.

– heute: Wer Freunde wie den Alkohol hat, der braucht keine Feinde!

10 I vorher: Mit Alkohol habe ich mehr Selbstvertrauen.

– heute: Nein! Mit Alkohol pumpte ich mich auf wie Arnold – und danach fühle ich mich leer, mutlos und beschämt.

11 I vorher: Ohne Alkohol kann ich nicht mit Frauen sprechen.

– heute: Das funktioniert mittlerweile auch ohne Alkohol ganz gut.

12 I vorher: Niemand akzeptiert es, wenn ich keinen Alkohol trinke, und ich muss jedes Mal darüber diskutieren, wenn ich Alkohol ablehne.

– heute: Wenn ich keinen Alkohol trinken will, wird das normalerweise einfach akzeptiert.

13 I vorher: Alkohol entspannt mich nach einem Arbeitstag.

– heute: Es gibt einfachere und angenehmere Methoden, nach der Arbeit zu entspannen.

14 I vorher: Alkohol löst meine Probleme und macht die Seele etwas heiler.

– heute: Mir fehlen die Worte, wenn ich diesen Unsinn heute lese!

15 | vorher: Ohne Alkohol bin ich nicht mehr so traurig und einsam.

– heute: Ja, nee – ist klar! Alkohol hilft da gar nicht!

16 | vorher: Alle trinken Alkohol.

– heute: Seit ich selber mit Alkohol aufgehört habe, lerne ich immer mehr Menschen kennen, die genauso denken und keinen Alkohol trinken. Gesetz der Anziehung?

17 | vorher: Ich schaffe es nicht, ohne Alkohol durch die Woche zu kommen.

– heute: Ich bin viel fitter und leistungsfähiger ohne Alkohol.

18 | vorher: Wenn ich wirklich will, kann ich kontrolliert trinken.

– heute: Kontrolliertes Trinken ist eine Illusion.

19 | vorher: Ich muss mich schämen, dass ich so viel getrunken habe.

– heute: Auch das ist mittlerweile vorbei!

20 | vorher: Abstinente Leute sind langweilige Spießer.

– heute: Ich bin gerne Spießer – Spießer sind die wahren Rebellen!

21 | vorher: Alkohol ist gut für die Karriere.

– heute: Keine Karriere ist es wert, Alkohol zu trinken.

22 | vorher: Alkohol trinken die Schönen und Reichen – und die ganz schön Reichen.

– heute: Scheiß-Werbung!

23 | vorher: Alkohol gehört zu mir und zu meiner Stadt: Jeder hier trinkt, das ist ein ungeschriebenes Gesetz und gehört mit zur Folklore.

– heute: In meiner Stadt trinkt man nicht mehr Alkohol als in anderen Städten.

24 I vorher: Im Alkohol liegt die Wahrheit.

– heute: Nein, mit Alkohol verletze ich einfach nur Menschen. Was ich ihnen sage, hat nichts mit Wahrheit zu tun.

25 I vorher: Alkohol macht mich beliebt.

– heute: Nein! Auch das hat nichts mit Alkohol zu tun.

26 I vorher: Mit Alkohol schlafe ich besser.

– heute: Mit Alkohol schlafe ich vielleicht besser ein – aber ohne Alkohol wache ich besser auf.

27 I vorher: Mit Alkohol erobere ich die Welt!

– heute: Mit Alkohol plane ich abends auf der Couch, die Welt zu erobern – aber erst ohne Alkohol komme ich ins Tun!

Wenn ich mich jetzt zurückerinnere, sind mit Alkohol so viele negative Erlebnisse und Erfahrungen verbunden – aber unser Gedächtnis spielt uns da gerne auch einen Streich: Oft verklärt oder romantisiert es das Trinken. Aber mal ganz ehrlich: Auf ein gutes Erlebnis kommen zehn schlechte Erfahrungen und drei richtig miese Dinger – und hey! Da ist auch noch ne Dunkelziffer!

2.6 Ich liebe es, nüchtern zu sein!

Was bringt es mir eigentlich, mich täglich mit meiner Abstinenz zu beschäftigen? – Folgende Antworten auf diese Frage habe ich für mich gefunden:

1 I Wissen

Wie konnte es so weit kommen? – Diese Frage beschäftigt mich. Wie konnte ich als relativ kluger, aufgeklärter Mensch mit dem Wissen, dass Alkohol eine Droge ist, über so eine lange Zeit so viel Alkohol trinken? Warum habe ich nicht schon viel früher damit aufgehört? Welche äußeren und inneren Faktoren spielten dabei eine Rolle? Wie konnte eine vermeintlich gute Sache zur schlechten Gewohnheit, zum Alkoholmissbrauch und letztlich zur Sucht werden? Und wie funktioniert diese Sucht? – Die Antworten auf diese Fragen haben mir geholfen, die Sucht zu verstehen und schließlich auch zu überwinden.

2 I Achtsamkeit

Ich fühle mich jetzt gut und sicher. Es fällt mir mittlerweile leicht, keinen Alkohol zu trinken. Ich habe aber davor fast drei Jahrzehnte lang Alkohol getrunken – das hat etwas mit mir gemacht. Die ersten 30 Tage Abstinenz erfolgreich durchzuziehen, war ein wichtiger Meilenstein, dem dann viele weitere nüchterne Tage folgten. Leichtfertigkeit und die Unterschätzung von Alkohol sind aber der schnellste Weg zurück zum Alkoholkonsum. Deswegen pflege ich meine Abstinenz und Achtsamkeit.

3 I Ich liebe es, nüchtern zu sein!

Mir wird immer mehr bewusst, wie viel mir die Abstinenz in meinem Leben gibt, bedeutet und ermöglicht. Jetzt nutze ich endlich meine Möglichkeiten und freue mich über so viele Dinge, besonders auch die vielen kleinen Momente und Augenblicke. Ich bin zufriedener und dankbarer als zuvor und meine Beziehungen verbessern sich. Meine Laborwerte und meine Gesundheit sind so gut wie lange nicht und ich habe eine für mich bemerkenswerte Resilienz entwickelt für all die Tage, an denen mir die Sonne nicht aus dem Hintern scheint. Ich sehe jetzt, wie gut mir das Nüchternsein und die neuen Gewohnheiten tun – und wie unbegründet viele Ängste und Zweifel beim Gedanken an die Abstinenz waren.

Fazit

Nüchtern zu sein ist ein komplett neues Lebensgefühl. Es fühlt sich deshalb absolut natürlich und richtig an, der Abstinenz eine entsprechend hohe Priorität zu geben und sie täglich zu hegen und zu pflegen. Es lohnt sich! Deswegen freue ich mich auch, dass es mittlerweile so viele wunderbare Menschen gibt, die diesen Weg mit mir gemeinsam gehen.

Liebe Leserin, lieber Leser.

Im dritten Teil meines Buches geht es um – Achtung, nicht erschrecken! – Spiritualität, Mindset und Dinge, die das Selbstvertrauen und die Abstinenz stärken. Hier möchte aber nicht nachplappern, was ich in schlauen Büchern oder Texten gelesen habe. Ich schreibe vielmehr über meine eigenen Learnings und konkrete Dinge, die mir persönlich weitergeholfen haben.

Was Inhalte angeht, bin ich kritisch und mittlerweile selektiv, weil ich denke, dass es sehr wichtig ist, Dinge nicht nur zu wissen. Noch wichtiger ist es, ins Handeln zu kommen. Wir sind viel zu oft Wissensriesen und Umsetzungszwerge.

Ich empfehle hier im Buch gerne Marie Schwarz, die täglich Impulse liefert, über sich selbst und das eigene Mindset nachzudenken.

Falls du möchtest, findest du die Inhalte von Marie bei Instagram und auf ihrer Homepage.

3 Spiritualität, Abstinenz, Sonstiges

3.1 Spiritualität

Spiritualität ist nur etwas für Spinner – das dachte ich jahrelang. Aber seit ich mich mit diesen Spinnern beschäftige und das in mein Leben lasse, geht es mir deutlich besser. Das alles hat mir geholfen, nüchtern zu werden und zu bleiben. Ich fasse hier jetzt das Wichtigste vom Wichtigsten zusammen.

3.1.1 Spiritualität ist für Spinner – best of

1 I Die Dankbaren sind glücklich!

Dankbarkeit ist das wichtigste Instrument für ein zufriedenes Leben. Jeder kann Dankbarkeit. Dankbarkeit ist Trainingssache – und ich trainiere täglich.

Ich zähle mir z.B. in Gedanken zehn Dinge auf, für die ich dankbar bin: ein Lächeln; ein gutes Gespräch; mein leckeres Mittagessen; die Gelegenheit, Geduld zu üben; eine neue Aufgabe; der Fakt, dass ich heute gesund bin; das Vertrauen einer Freundin; mein Bett; den guten Schlaf, den es mir bereitet; der Spaziergang im Wald.

Das funktioniert überall – auch in der Schlange im Supermarkt, an der roten Ampel oder im Stau.

2 I Vergleiche dich nicht mit anderen!

Vergleich macht unglücklich – darum vergleiche ich mich nicht mit anderen. Jeder hat seine eigenen Stärken und Schwächen. Ich schaue, was andere gut machen, und lerne davon.

Ich vergleiche mich nur mit meiner Vergangenheit: Ich schaue, was ich in der Zwischenzeit bis heute bereits erreicht habe und wie weit ich bereits gekommen bin.

3 | Nimm nichts persönlich!

Ich weiß nicht, welchen Tag der/die andere bereits hinter sich hat, und ich gehe davon aus, dass mich niemand absichtlich ärgern will. Ob ich etwas persönlich nehme, ist daher meine Entscheidung.

Jemand, der im Lotto gewonnen hat, gerade von seiner Traumfrau geküsst wurde oder am Swimmingpool sein Lieblingslied hört, ist besser drauf als die Person, die soeben Job, Familie und Haus verloren hat und im Regen steht. Du begegnest beiden – und wie sie beide drauf sind, sagt nicht unbedingt etwas über dich aus.

4 | Die Welt ist so, wie du sie siehst!

Jeder sieht die Welt anders. Stehst du vor einer 9, dann siehst du die Zahl neun, und stehst du dahinter, dann siehst du die Zahl 6. Wer neben der 9 steht, sieht mit etwas Fantasie vielleicht eine Schnecke. Jeder hat aus seinem Blickwinkel irgendwie recht.

5 | Behandle Menschen, wie sie behandelt werden möchten!

Petra mag gerne gezuckertes Popcorn, Paula gesalzenes Popcorn. Welches Popcorn sollte Paula im Kino für Petra kaufen? – Wir dürfen nicht von uns auf andere schließen.

6 | Wir unterschätzen, was wir in einem Jahr leisten können!

Olli isst jeden Tag Fleisch und Fritten, und er trinkt Bier. Er geht jeden Tag 5.000 Schritte.

Happy isst jeden 2. Tag Fleisch und Kartoffeln, und er trinkt Cola. Er geht jeden Tag 6.000 Schritte.

Der Schwede isst an 7 Tagen in der Woche Reis und frisches Gemüse, und er trinkt Wasser. Er geht jeden Tag 7.000 Schritte.

Alle starten mit den gleichen Voraussetzungen. Wem wird es nach einer Woche wohl bessergehen? – Es könnte tatsächlich jeder oder keiner von ihnen sein, denn der Zeitraum von einer Woche ist viel zu kurz, um das zu beantworten.

Wem wird es nach 4 Wochen bessergehen? – Der Schwede wird sich sicher besser fühlen, aber von außen wirst du den ganz großen Unterschied nicht sehen – der Zeitraum ist zu kurz.

Wem wird es nach einem Jahr bessergehen? – Ich bin mir sicher, es wird Tim sein, der Schwede. Je länger der Zeitraum ist, umso deutlicher wird der Unterschied. Auch ein anfangs kleiner Unterschied wird am Ende deutlich sichtbar – der Schlüssel ist Kontinuität.

7 I Recht haben oder glücklich sein?

Wie entscheide ich, ob es wichtiger ist, mein Recht durchzusetzen oder meinen Frieden zu haben, auch wenn ich mich nicht durchsetze? – Ist es mir persönlich wichtig? Ist es für mein weiteres Leben wichtig? Ist es auch in einem Monat oder einem Jahr noch wichtig? – Dann kämpfe ich. Falls das alles nicht der Fall ist, dann atme ich zuerst und entscheide dann.

8 I Atmen!

Atmen beruhigt. Eine Atempause nimmt Druck raus. Kontrolliere ich meinen Atem, dann kontrolliere ich auch die Situation. Atmen macht locker!

9 I Lasse immer eine Pause zwischen Aktion und Reaktion!

Ich habe in der Vergangenheit dazu geneigt, impulsiv zu reagieren. Mit einer bewussten Pause – egal, wie kurz – nehme ich heute die Wucht aus jeder Reaktion. Wenn mich etwas extrem aufregt, schlafe ich erst mal die berühmte eine Nacht drüber.

10 I Unglücklich sein ist eine Entscheidung, glücklich sein auch!

Wenn ich mich entscheide, unglücklich zu sein, werde ich nur das sehen und suchen, was mich auch tatsächlich unglücklich macht und damit meine Entscheidung bestätigen kann. Und genauso ist es auch umgekehrt. Deswegen ist es wichtig, alles erst mal anzunehmen, wie es ist.

Glück lässt sich schmieden. Die Welt ist nicht immer super und ich kann mir vieles nicht aussuchen – aber ich kann entscheiden, wie ich reagiere.

11 I Perspektivwechsel!

Verständnis hilft immer. Auch wenn ich den anderen Menschen und seine Aktion nicht gut finde, versuche ich immer zu verstehen, wie sie/er denkt. „Ich verstehe dich“ heißt übrigens nicht „Du hast recht“! Ich frage mich, wie die Situation aus der Perspektive des anderen aussieht und was mein Anteil daran ist.

12 I Mitfühlen, nicht mitleiden!

Empathie ist wichtig und sympathisch – aber trotzdem bleibe ich bei mir und schütze meine Energie. Und ich fühle mit anderen.

13 I Ärgern ist Zeitvergeudung!

Ich ärgere mich, wenn es sein muss – aber dann höre ich auch wieder auf damit. Und ich suche Lösungen, nicht den Schuldigen. Ärger ist nicht produktiv und nimmt mir Zeit und Energie, die ich besser nutzen kann.

14 I Verzeihe!

Ich verzeihe, damit es mir besser geht. Der andere muss es gar nicht wissen, dass ich ihm verzeihe, und vielleicht ist es ihm auch ganz egal, ob ich Groll hege. Dieser Groll ist auf jeden Fall nutzlos.

Ich lasse los und gewinne so die Freiheit meiner Gedanken und Gefühle zurück. So bewahre ich mir Gelassenheit und ein unbeschwertes Leben. Das muss nicht heißen, dass das Verhalten der anderen okay war oder ist. Ich muss mich auch nicht mit ihm anfreunden oder mit ihm Zeit verbringen. Aber ich vergeude auch keine Zeit mit Gedanken und Gefühlen an ihn.

15 I Meide negative Personen!

Es gibt Menschen, denen begegnest du und fühlst dich danach besser. Und dann gibt es Menschen, die sind das glatte Gegenteil! Ich gehe solchen Energievampiren aus dem Weg, reduziere den Umgang mit ihnen – aber wenn ich sie sehe, bleibe ich trotzdem freundlich. Ich begegne ihnen nur in diesem Moment, der vorbeigeht – sie dagegen haben ihr komplettes Leben mit sich selber zu tun. Negativen Menschen gilt mein Mitgefühl.

Lässt es sich nicht vermeiden, dann spiele ich ein Spiel: Wer hat die größere Energie? Schafft es der andere, mich runterzuziehen, oder bleibe ich bei mir?

16 I Ich bin okay, du bist okay!

Jeder ist genau so okay, wie sie oder er ist.

17 I Was ist mein Anteil?

Was habe ich zu einer schwierigen Situation beigetragen und wie kann ich helfen, die Situation wieder zu bereinigen?

Ich stelle fest, dass ich mich oft besonders über die Verhaltensweisen von anderen ärgere, die ich von mir selbst kenne und nicht mag, z.B.: *Der ist so faul!* – Dabei neige ich selber zu bequemen Lösungen. Oder: *Dieser Fresssack!* – Uppps! Ich esse ja selber viel zu viel. Oder: *So ein Klugscheißer!* – Dabei hätte ich das auch gerne gewusst.

18 I Versuche nicht, perfekt zu sein!

Es muss nicht alles perfekt sein und sofort erledigt werden. Ich akzeptiere, dass ich manche Dinge nicht beeinflussen kann oder um Hilfe und Unterstützung frage, wenn ich selber nicht hinkomme.

Ich versuche, das bestmögliche Ergebnis zu erreichen und die beste Version von mir zu sein – trotzdem kann und weiß ich nicht alles. Hilfe anzunehmen ist eine Stärke, keine Schwäche.

Ich lerne aus meinen Fehlern und mache es beim nächsten Mal besser.

19 I Sei der Schöpfer deines Lebens

Ich achte auf meine Glaubenssätze: Ich lebe in der Fülle, nicht im Mangel! Alles, was ich denke, kann ich erschaffen; so werde ich zum Schöpfer meines Lebens – vorausgesetzt, ich arbeite auch an der Verwirklichung meiner Gedanken und Visionen. Hier hilft das Zauberwort mit drei Buchstaben: T-U-N.

20 I Das Gesetz der Anziehung

Alles, was ich ausstrahle, kommt in mein Leben – die guten und die schlechten Dinge –, das ist universell. Aus negativen Gedanken kommt kein positives Leben.

3.1.2 Gewohnheiten

„Gewohnheiten sind das Salz in der Suppe des Alltags."
Tom Renzie

Wichtig für meinen Erfolg in der Abstinenz ist das Einführen und Etablieren von neuen Gewohnheiten. Nur die alten Gewohnheiten abzulegen, reicht nicht aus, denn der Platz, den der Alkohol in meinem Leben eingenommen hat, möchte mit neuen guten Gewohnheiten wieder gefüllt werden. Ansonsten kehren die alten Gewohnheiten zurück – und damit früher oder später auch das Trinken.

Meine Top 3 Gewohnheiten:

1 I Essen mit Herz, kaum Fast Food!

Ohne Alkohol verschwand endlich auch der Heißhunger aus meinem Leben. Statt jeden Tag nur Pizza, Döner und Burger zu essen, habe ich angefangen, zu kochen und esse mit Genuss.

2 I Gedanken statt Tanken

Sonntagnachmittag bin ich meistens zur Tanke, um neues Bier zu holen. Mittlerweile geht es sonntags zum Spazieren in den Wald. Bewegung und Gehen sowie regelmäßige Ortswechsel haben mir enorm geholfen, vom Alkohol wegzukommen! In Bewegung bleiben verwirrt meine Alkoholstimme Martin und tut dem Körper gut.

3 I Natur statt Sekt

Apropos Natur: Ich liebe den Wald und die Baumkronen. Hatte ich früher zu Hause aus Mangel an Wein oder Bier erst einmal mit Sekt angefangen, dann blieb ich stets zu Hause – auch an Silvester! Mein Motto lautet daher: Natur statt Sekt!

3.1.3 Affirmationen

Eine Affirmation ist ein positiv formulierter Satz. Ich höre und spreche – meistens in Gedanken – täglich die Affirmationen, die meine Ziele unterstützen. Meine drei Favoriten dabei sind:

Mein Leben darf leicht sein.

Ich achte auf mich.

Ich halte die Versprechen, die ich mir gebe.

Und es wirkt! Durch das ständige Wiederholen gelangen diese Affirmationen in mein Unterbewusstsein und ich tue fortan automatisch alles, was nötig ist, um diese Affirmation wahr werden zu lassen.

3.1.4 Was würde ich meinem jüngeren Ich sagen?

1 | Höre auf, Alkohol zu trinken – jetzt!

2 | Kaufe Aktien von Apple, Amazon und Microsoft!

3 | Sorge dich nicht, lebe! Das Leben ist immer auf deiner Seite, alles wird gut.

3.1.5 Das innere Kind

Dieser Persönlichkeitsanteil repräsentiert den kindlichen, unschuldigen Teil von uns. Dieser Anteil empfindet ebenso Freude und Trauer wie der erwachsene Anteil.

Wenn ich Alkohol trinke, ignoriere ich diesen Anteil – weil Alkohol ja nichts für Kinder ist. Meine Kinderstimme bleibt dann ungehört und verstummt irgendwann.

Das innere Kind ist aber sehr wichtig, um ein erfülltes und glückliches Leben zu führen. Seit Beginn der Abstinenz höre ich wieder auf mein inneres Kind und erinnere mich an das, was mir als Kind Freude bereitet hat:

- Zeit draußen in der Natur zu verbringen
- freundliche Unterhaltung/Literatur – So habe ich Astrid Lindgren und Michael Ende komplett für mich wiederentdeckt. Die unendliche Geschichte geht weiter und ich lese endlich wieder Bücher!
- Fahrradfahren – Das habe ich als Kind geliebt; ich war glücklich dabei.

Ich liebe es sehr, diese Kindheitserinnerungen im Erwachsenenleben wieder aufleben zu lassen.

3.1.6 Das Gegenteil von Sucht

> *„Das Gegenteil von Abhängigkeit ist Verbindung."*
> *Paul Churchill*

Für uns als Menschen ist der Kontakt zu anderen Menschen lebenswichtig. Und mindestens genauso wichtig ist es, eine Verbindung – oder besser: einen guten Draht – zu uns selber zu haben.

Durch den Alkohol hatte ich diese Verbindung verloren: Irgendwann war es einfach bequemer geworden, alleine zu trinken. Vor allem musste ich nicht warten, bis die anderen ihr Bier oder ihren Wein ausgetrunken hatten – die anderen tranken ja immer viel zu langsam für mich! Wie oft dachte ich: *Wann ist endlich wieder Zeit, die nächste Runde zu bestellen?*

Unsere innere Stimme redet mit uns: Sie redet uns ins Gewissen, stellt unbequeme Fragen und gibt uns gut gemeinte Vorschläge. Wir möchten das aber oft nicht hören – und das müssen wir auch nicht: Die Alkoholstimme ist nämlich immer lauter. Hallo, Martin! Die Alkoholstimme ist dann die einzige Stimme, auf die wir hören – so war das zumindest bei mir.

Mit dem Nüchternsein ist jetzt auch mein Draht zu mir selber wieder da, und die Verbindung nach innen funktioniert. Dabei ist es eine Herausforderung, auch die Gefühle und Stimmungen auszuhalten, die auf den ersten Blick nicht so gut oder sinnvoll scheinen – zum Beispiel Trauer und Einsamkeit. Alkohol betäubt diese Gefühle.

Das Gegenteil von Abhängigkeit ist Verbindung. Diese Verbindung möchte neu gelernt werden. Das braucht viel Liebe und Geduld – und das jeden Tag aufs Neue.

3.2 Abstinenz

3.2.1 Warum Abstinenz möglich ist

Am 6. Mai 1954 lief der Brite Sir Roger Bannister die Strecke von einer Meile unter 4:00 Minuten. Das sind etwa vier Runden um den Sportplatz, den wir alle von der Schule oder unserem Verein kennen – also etwa 1609 m, um ziemlich genau zu sein. Dieser Lauf war mit zwei Besonderheiten verbunden:

> **1 I** Bis dahin galt die Meinung, diese Zeit auf dieser Strecke wäre unmöglich – kein Mensch könnte das leisten. Manche Mediziner behaupteten sogar, der menschliche Körper würde unter dieser Belastung kollabieren ... Tja – falsch gedacht! Vieles erscheint unmöglich, bis ein Mensch kommt und das Gegenteil beweist – in diesem Fall Roger Bannister.
>
> **2 I** Nachdem es Bannister geschafft hatte, diese „magische Grenze" zu durchbrechen, schafften es nach ihm auch viele andere. Die Blockade löste sich, der Bann war gebrochen und es purzelten die Rekorde auf dieser Strecke. Die aktuelle Bestzeit auf dieser Strecke liegt übrigens bei 3:43 Minuten.

Was hat das mit meiner Abstinenz zu tun?

Ich brauchte ca. 30 Jahre und viele Anläufe, um wirklich zu erkennen, was fehlte, um mit dem Nüchternsein erfolgreich zu sein. Es musste mir erst jemand sagen: „Ja, das geht, Marco – es ist möglich!"

Das war es: Es war für mich entscheidend, zu sehen, wie Nathalie diesen Weg vor mir gegangen ist. Sie hat es geschafft und geht voran – und sie sagte mir: „Marco, du schaffst das auch."

Es ist wichtig, Vorbilder zu haben – wir orientieren uns an ihnen: An ihren Worten und an ihren Taten. Sie kennen den Weg mit all seinen Fallen und Tücken, und sie wissen, wie wir diesen Weg meistern können.

Wenn ein Mensch es schafft und vorangeht, folgen andere. Auf diese anderen Menschen folgen wieder neue Menschen und ehe wir uns versehen, haben wir eine neue Bewegung. Sober rocks! – Nüchtern rockt!

3.2.2 Nur ein Wort?

Alkoholiker, Alki, trocken – diese drei Worte haben ganz unterschiedliche Wirkungen. Ebenso verhält es sich auch mit den folgenden drei Texten.

Text 1 I Mord und Totschlag in Deutschlands Drogenhochburg
Bankfurt: Mitten im Moloch Hessens betreiben Banker in ihren blitzendenden Palästen neben Nutten in billigen Bordellen ihre schmutzigen Geschäfte. In diesem bunten Treiben zocken skrupellose Banker mit Geld, das sie beim Klinkenputzen von braven Bürgern einkassiert haben. Und die Nutten versprechen dem Freier sich selbst und den nächsten schmutzigen Fick. Die City! Ob junge Friseuse, alter Knacker, Penner auf der Parkbank, Alki oder die Saftschubse am Airport – alle leben in Angst vor dem Schrecken des Verbrechens. Ffm ist ein dreckiges, lebensgefährliches Drogenloch.

Text 2 I Kriminalitätshochburg Frankfurt a.M.
Im Zentrum des Bundeslandes Hessen findet sich Frankfurt am Main mit seinen Banken. Diese sind angesiedelt in den typischen Hochhäusern dieser Großstadt. Banken stehen dicht an dicht mit Bordellen und ihren Sexarbeiterinnen; Banken und Prostituierte verkaufen beide ihre Dienstleistungen an Kunden. In der Stadt ergibt sich folgendes Bild: Die Friseurin mit frisch erworbenem Berufsabschluss, der lebenserfahrene Rentner, der Obdachlose im Park, der Alkoholkranke und die Stewardess am Flughafen – sie alle leben in Vorsicht und achten auf sich in dieser inoffiziellen Drogenhauptstadt der Bundesrepublik Deutschland.

Text 3 I Frankfurt am Main – das kriminelle Herz
Im Herzen Hessens liegt Mainhattan: Die Hochhäuser der Finanzdienstleister finden sich hier in unmittelbarer Nachbarschaft zu den Liebeshöhlen des Rotlichtmilieus. Beide Unternehmensformen locken mit dem Versprechen auf Glück und positive Le-

> bensmomente und bieten ihre unterschiedlichen Services für die Kundschaft. Es ist das Bild einer besonderen Stadt: Die junge, frisch ausgebildete Hairstylistin, der ältere Herr im Ruhestand, der obdachlose Parkbewohner, der ehemalige Trinker und die bereits weit gereiste Flugbegleitung am Airport – jeder dieser Menschen weiß, dass in der Metropole ihrer hessischen Heimat Achtsamkeit sehr wichtig ist. Frankfurt ist schillernd und glänzt, kann aber ebenso schnell voller dunkler Schatten sein. Diese Stadt ist ein gefährliches Abenteuer – also seid vorsichtig, ihr Nachtschwärmer!

Gleicher Inhalt, andere Aufmachung: Dies sind drei unterschiedliche Sprachstile und sie erzielen auch unterschiedliche Wirkungen.

Sprache ist immer stark und entwickelt je nach Gebrauch ihre jeweilige Wirkung. Je nachdem, wie wir sie verwenden, zeigt uns die Sprache jeweils ein anderes Bild der Wirklichkeit – und beeinflusst damit, wie wir diese Wirklichkeit sehen und wahrnehmen. Diese Bilder können schlimm, grau, grausam oder trostlos sein, neutral und sachlich oder farbenfroh. Sie können sogar Hoffnung wecken.

Mit der Sprache, die wir für uns selbst verwenden, entscheiden wir über das Bild, das wir in unseren Kopf und auch in unser Herz lassen. Was wir hören oder sehen und wie andere mit uns sprechen, können wir nicht immer beeinflussen – aber wir dürfen selbst entscheiden, wie wir mit uns selber sprechen.

Oft sind wir dabei streng mit uns, wir kritisieren und beschimpfen uns. Wir sprechen so schlimm mit der inneren Stimme zu uns, wie wir es niemals mit einer Freundin, in der Familie oder mit anderen Personen tun würden, die wir wirklich gerne haben. Warum also sprechen wir so streng und negativ mit uns selber? Und macht das Sinn?

Das Wort „Alkoholiker" oder kurz „Alki" hat einen negativen Klang und eine ebenso negative Bedeutung. Es schwingt, auch gefühlt, immer ein Vorwurf mit: Warum hast du dein Trinken nicht im Griff? Diese negative Konnotation ist in unserer Gesellschaft tief verankert – und gerne machen wir uns das sozial bewährte Urteil zu eigen.

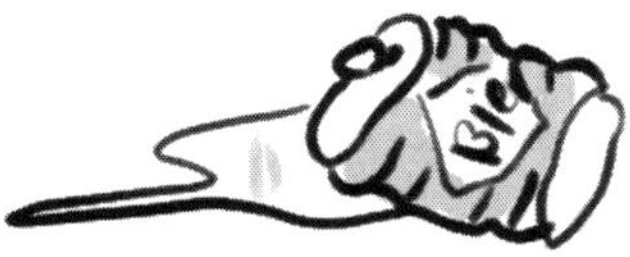

Dann gibt es die Bezeichnung „trockener Alkoholiker". Auch das Wort „trocken" kenne ich eher negativ: Wüsten sind trocken. Wenn etwas zu trocken ist, dann fehlt etwas, nämlich Flüssigkeit – so wie in „meine Kehle ist trocken" oder „wir haben hier sehr trockene Luft". Und wenn eine Frau keine Lust auf Sex hat, dann ist sie eine „trockene" ...

Wie viele positiv besetzte Wörter es für das männliche Geschlechtsteil und wie viel negative Ausdrücke es für das weibliche Geschlechtsteil gibt, sagt auch einiges über den Sprachgebrauch in unserer Gesellschaft aus. Beispiele für das „beste Stück" des Mannes sind: Goldfinger, Kolben, Lanze, Long Dong, Lustschlauch, Riemen, Schwengel, Schwert, Ständer, Zauberstab, Zepter. Auf eine Aufzählung für die meist abwertenden Bezeichnungen für das Geschlechtsorgan der Frau möchte ich hier verzichten – und sie als „trocken" zu bezeichnen, ist auf jeden Fall nicht freundlich.

Tatsächlich fällt mir nur ein Beispiel ein, wo das Wort „trocken" positiv verwendet wird: „Die Wandergruppe konnte sich noch vor dem einsetzenden Regen ins Trockene retten." Jedenfalls ist „trockener Alkoholiker" keine Bezeichnung, die ich gerne für mich verwenden möchte. Ja, ich hatte oder habe ein Alkoholproblem und ja, ich war alkoholkrank, ich hatte eine Alkoholsucht. Das alles stimmt – aber nein, ich sehe mich nicht als „Alkoholiker" oder „Alki".

„Alkoholiker" ist meines Erachtens eine Diskriminierung der Droge Alkohol: Es gibt keine andere Droge, bei der ehemalige Abhängige damit leben müssen, sich nach dieser Droge zu nennen. Es gibt nun mal keine Nikotiniker, Heroiniker, Haschiker usw. Alkoholiker ist ein Etikett und damit etwas, das ich mir selber gebe oder das andere mir geben. Ich empfinde das Etikett „Alkoholiker" dabei als herabsetzend und nicht hilfreich.

Ich verstehe durchaus den Ansatz, dass sich jemand durch das ständige Wiederholen des Satzes „ich bin ein Alkoholiker" sein Problem klar und deutlich bewusst machen möchte. Aber meiner Meinung nach stammt dieser Satz „ich bin ein Alkoholiker" gefühlt aus einer Zeit, in der auch Lobotomie und Blutegel probate Mittel der Medizin waren. Ich empfinde die Bezeichnung „Alkoholiker" als destruktiv, denn sie macht klein und wertet den Betroffenen ab: Es wird dabei nur der Verlust und der Verzicht auf das Alkoholtrinken gesehen.

Menschen mit einem Alkoholproblem entsprechen meist gar nicht den Bildern und Klischees, die uns dazu vielleicht einfallen: Zahnlose, Obdachlose, Männer mit roten Nasen und das, was zynisch als Bodensatz der Gesellschaft bezeichnet wird. Diese Menschen verdienen keine Abwertung als Alki, sie brauchen unser Mitgefühl. Ihr Selbstwertgefühl sollte nicht durch eine Stigmatisierung als „Alkoholiker" endgültig zerstört werden. Und umgekehrt gilt: Alkohol ist in der Mitte der Gesellschaft überall zu finden.

Auch ohne mir zu sagen „ich bin Alkoholiker" bin ich mir bewusst, dass Alkohol eine gefährliche Droge ist, und weiß, dass Achtsamkeit und Vorsicht vonnöten sind, um einen Rückfall zu vermeiden. Sich als „inaktiven Alkoholiker" zu bezeichnen, wäre eine mögliche Alternative – wobei inaktive Vulkane auch immer dafür bekannt sind, dass sie jederzeit wieder ausbrechen können. Außerdem ist „inaktiv" auch ein passives Adjektiv: Ich mache ja nichts, ich bin nicht aktiv, ich lasse etwas geschehen. Wahrscheinlich ist es anders gemeint, aber auch dieses Wort kleidet mich nicht.

Wer für sich mit dieser oder einer anderen Bezeichnung gut klarkommt und dabei nüchtern bleibt, macht jedoch dabei alles richtig. Zur Abstinenz und dem Weg zu ihr gibt es viele unterschiedliche Meinungen und Glaubenssätze, von denen alle ihre Berechtigung haben, wenn sie nur für eine einzige Person zum Erfolg führen. Was ich hier schildere, ist lediglich meine Sicht der Dinge, es ist meine Meinung. Die Wege zur Abstinenz mögen unterschiedlich sein, im Ziel sind wir vereint: Wir sind die, die keinen Alkohol trinken möchten. Wer sich für die Abstinenz entscheidet, möchte dauerhaft nüchtern sein und leben.

Es ist nur ein Wort, oder? – Aber es ist wichtig, mir ist es wichtig! Denn das Wort definiert, wie ich denke – und für mich bedeutet keinen Alkohol zu trinken, die Möglichkeiten und die Freiheit zu entdecken, welche mir diese Abstinenz und das Nüchternsein ermöglichen. Denn das hier ist mein Leben – und ich habe nur eines. Ich kann mir nicht aus dem nächsten Automaten an der Ecke ein neues Leben ziehen, wenn das alte Leben kaputt ist. Nun bleibt aber die Frage: Was kann ich stattdessen sagen? Welches Wort passt – und passt zu mir?

„Ich bin abstinent" – das klingt etwas sperrig. „Ich bin nüchtern" – das klingt mehr nach einer Momentaufnahme als nach einem Dauerzustand. Aus Mangel an Alternativen nutze ich aber trotzdem gerne das

Wort „nüchtern". Dann gibt es „sober" oder „I am sober". Die englische Variante ist für den normalen deutschen Sprachgebrauch nicht gut geeignet; in Deutschland ist „sober" ungewohnt und unbekannt. Aber „sober" ist eine Bezeichnung, die ich für mich annehmen kann: „I am sober" oder gerne auch „I am sober as fuck" – oder auf gut Deutsch: „Ich bin verfickt noch mal nüchtern!"

Nüchtern? – Nüchtern klingt in der deutschen Sprache immer ein wenig streng. Noch extremer ist der Begriff stocknüchtern: So wie Stock im Hintern, oder was? Die deutsche Sprache kann so schön sein, aber hier ist sie etwas limitiert: Das Wort „nüchtern" klingt spröde und klinisch. Auf den Punkt bringt es dann wohl eher der folgende Satz: „Ich trinke keinen Alkohol."

Ja, ich trinke keinen Alkohol – und im gleichen Atemzug und mit voller Überzeugung sage ich dazu noch den nächsten Satz, der mir dazu einfällt: „Ich lebe nüchtern." Und der folgende Satz ist dann ein Volltreffer, er geht direkt in mein Herz und lässt es singen. Dieser Satz lautet: „Ich liebe es, nüchtern zu sein!"

3.2.3 Alkohol in Filmen

Ich liebe Kinofilme – und als Cineast darf ich meine Empfehlung für Topfilme hier nicht weglassen. Alle im Folgenden genannten Filme sind sehr sehenswert.

„Flight" mit Denzel Washington

Ein Pilot rettet ein abstürzendes Flugzeug – mit Mut, Geschick und einem Geistesblitz. Er wird als Held gefeiert, ehe bei der Nachuntersuchung nebenbei herauskommt: Der Pilot war zum fraglichen Zeitpunkt sturzbetrunken. Kann er nun dafür verurteilt werden, obwohl er alle Passagiere retten konnte?

Denzel Washington brilliert als alkoholkranker Mann, der in seine persönlichen Abgründe schaut und dennoch funktioniert. Am Ende kommt er fast durch, als er eine Entscheidung trifft ...

Intensiv, schonungslos, brillant gespielt!

„28 Tage“ mit Sandra Bullock

Sandra Bullock war lange Zeit eine meiner Lieblingsschauspielerinnen – in „Während du schliefst“ war sie hinreißend! Sie schafft mühelos und spielend den Spagat zwischen Komödie und Tragödie.

Hier spielt Sandra Bullock eine junge Frau, die mit dem Auto betrunken einen Gartenzwerg umfährt. Ein Richter ermahnt sie – „Das hätte ein Kind sein können!“ – und verurteilt sie zu 28 Tagen Therapie.

Dort fragt sie erst mal den Typen mit dem kaputtesten Gesicht nach Stoff – es ist ihr Therapeut, gespielt von Steve Buscemi! Sie nimmt die Therapie nicht an, sorgt für mächtig Wirbel und verliebt sich in einen der anderen Patienten.

Auch Sandra Bullock trifft am Ende eine folgenschwere Entscheidung.

„A Star is Born“ mit Bradley Cooper und Stefani Germanotta

Ein abgehalfterter Rockstar entdeckt und fördert eine junge Sängerin, die sehr schnell erfolgreich wird – erfolgreicher als er selbst. Wird ihre gemeinsame Liebe dies aushalten? Der Alkohol ist dabei beider ständiger Begleiter und fordert bald seinen Tribut.

Der Film ist grandios, weil die Chemie zwischen den beiden Hauptdarstellern sich so echt anfühlt, dass die Gerüchte um eine echte Liebesbeziehung der beiden bis heute nicht verstummen. Beide Hauptdarsteller zeigen Mut und geben sich ungeschminkt, Stefanie streift ihr Alter Ego der Lady Gaga komplett ab und zeigt sich verletzlich wie nie zuvor. Und die Musik der beiden ist grandios! Wir erleben sie beim Songwriting, die Parkplatzszene ist so toll – und wenn beide das erste Mal zusammen „Shallows“ singen, explodieren die Gefühle.

Bradley Cooper kämpft in seiner Rolle im Film mit dem Alkohol – und dabei auch um seine Familie und seine Ehe! Und Elli – Lady Gaga als Sängerin – kämpft um ihren Mann. Dieser kommt nicht vom Alkohol los, und dann trifft er eine Entscheidung.

Fazit

Drei komplett unterschiedliche Filme mit unterschiedlichem Ausgang – und der Alkohol spielt in jedem Film die Schurkenrolle: Verführerisch, elegant, gutaussehend, fröhlich – und vor allem spielt er jedes Mal falsch. Und in jedem der Filme fällt eine Entscheidung.

3.2.4 Bücher und Alkohol

Wenn ich nur ein Buch zum Thema nennen dürfte, wäre es immer „Vom unerwarteten Vergnügen, nüchtern zu sein“ von Catherine Gray. Es ist unterhaltsam, klug und einfach toll geschrieben.

Catherine Gray schreibt sehr emotional, sie erzählt nachvollziehbar ihre persönliche Geschichte und schafft es dabei, der Schwere ihres Trinkerlebens mit einer virtuosen Leichtigkeit zu begegnen. Alles, was sie erzählt, ist wahr – und schonungslos beschrieben. Aus ihrer Verletzlichkeit heraus entwickelt sie eine Anmut und Stärke sondergleichen. Vor allem vermittelt Catherine Gray anschaulich ein neues, modernes Lebensgefühl der Abstinenz: glücklich, warmherzig, erfüllt und frei.

Catherine Gray ist mir ein echtes Vorbild, und ihr Buch ist für mich das Standardwerk über Abstinenz. Ich habe ihr Buch in deutscher Fassung gelesen, dann im englischen Original – und dann auch noch das Hörbuch verschlungen. Catherine Gray liest hier selbst und sobald ich mich in ihren Akzent reingehört hatte, hat sie mich gepackt: Ihre Erzählweise entwickelte eine Sogkraft, der ich mich nicht mehr entziehen konnte.

Es ist ein so wunderbares Buch – ich war schockverliebt! Und auch jetzt schaue ich immer wieder gerne rein, weil Catherine Grays Buch ein Quell der Freude und Inspiration für ein nüchternes und großartiges Leben ist.

Der deutsche Titel ihres Buches klingt irgendwie schräg: „Vom unerwarteten Vergnügen, nüchtern zu sein“. Was soll das bitte sein? Es ist das beste Buch zum Thema zum Abstinenz. Ich empfehle es von Herzen!

Weitere lesenswerte Buchtitel:

Nüchtern von Daniel Schreiber –
eine intelligente Gesellschaftsstudie.

Einfach nüchtern von Annie Crace –
Alkohol wird entlarvt und erklärt.

Tessa von Nicola Karlsson –
ein Roman: eindringlich, klar, stark!

Ausgetrunken von Marie Schwarz –
Hier findet jeder sein Warum.

3.2.5 Welcher Weg in die Abstinenz ist der Beste?

Falls es um Drogen, Medikamente oder Alkohol geht, lautet der medizinische Rat oft:

Bitte einen ordentlichen, kontrollierten Entzug direkt in einer Klinik machen, dann direkt im Anschluss eine Langzeitenentwöhnungstherapie und dann eine ambulante Psychotherapie. Andere schwören auf den Erfolg ihrer örtlichen Selbsthilfegruppen. Und dann gibt es noch Online-Programme, persönliches Coaching und Mentoring.

Jeder Weg, der dazu führt, keinen Alkohol mehr zu trinken, ist ein richtiger Weg. Wir alle sind unterschiedliche Menschen mit unterschiedlichen Voraussetzungen, Erfahrungen und Eigenschaften. So unterschiedlich wie die Menschen sind, so unterschiedlich sind auch die Wege in die Abstinenz. Wichtig ist nur, dass wir in die gleiche Richtung gehen – und dass wir weitergehen, falls wir einen Rückschlag hatten.

Ich glaube fest daran, dass jeder von uns nüchtern und frei werden kann. Und ich denke, jeder kann auf diesem Weg Unterstützung gebrauchen. Welche Unterstützung und Mittel tatsächlich helfen und ausreichen, ist individuell.

3.2.5.1 Der alte Weg

In der Vergangenheit war die medizinische Behandlung von Alkoholsucht immer verbunden mit Zwang und der nicht freiwilligen Aufgabe von Alkohol. Dieser Ansatz zielt darauf ab, dass der Alkohol mit Konsequenz, Disziplin und auch Drill aus dem Leben verschwinden muss. Auf Alkohol muss verzichtet werden – muss! Es beginnt quasi eine Austrocknung oder Trockenlegung des „Alkoholikers".

Dieser Ansatz zielt auf die Vernunft: Es ist besser, mit dem Alkohol aufzuhören, weil ansonsten die negativen Konsequenzen für die Gesundheit und das Leben zu groß sind: Die Verluste überwiegen die Freude am Alkoholkonsum. Es wird deshalb eine Null-Toleranz-Linie vertreten: Du darfst nie wieder Alkohol trinken! Entweder du fügst dich, oder der Alkohol wird dein Leben zerstören.

Das klingt finster – so ist zumindest mein Eindruck. Und es wird auch erst sehr spät gehandelt und behandelt – nämlich dann, wenn es eh schon fast zu spät ist für den Betroffenen. Und dann aber mit Druck und Konsequenz!

Und tatsächlich – ja, es gibt genug Beispiele dafür, dass dies funktioniert hat. Mein Weg war es allerdings nicht – und in meiner Situation, in der ich ja selbst noch „funktionierte", hätte hier der Schrecken die zu erwartenden Vorteile überwogen.

3.2.5.2 Sober curious

Sober curious hat dasselbe Ziel, die Abstinenz – geht aber einen anderen Weg: Sober Curiosity ist eine lebensbejahende Bewegung, die ihren Ursprung in den USA hat und auch in Großbritannien weit verbreitet ist. Mittlerweile ist diese Bewegung auch in Deutschland angekommen. Es ist keine reine Frauenbewegung, aber es sind in der Hauptsache doch eher weibliche Akteure und Aktive, die dem Nüchternsein einen neuen und coolen Anstrich verleihen.

Ohne moralische Deutungshoheit, ohne strengen Duktus und ohne missionarischen Eifer werden hier die Vorteile des Nüchternseins in den

Vordergrund gestellt: Es geht darum, den Verzicht zu genießen. Das Ziel ist Klarheit für den Körper und den Kopf, das Denken ist freiheitlich geprägt. Keinen Alkohol zu trinken wird hier nicht als Verzicht empfunden – und das, was im Alkohol gesucht wurde, wird in der Abstinenz und Nüchternheit gefunden.

Nüchtern, aber neugierig beschreibt ein Lebensgefühl. Dem Alkohol werden aufregende Alternativen und eine gewisse Lässigkeit entgegengesetzt. Man(n) – oder Frau! – lebt ohne Alkohol, ist aber trotzdem gut gelaunt, ehrlich, lustig und vorurteilsfrei. Die Frauen dieses Movements sprühen vor Lebensfreude und verbreiten ihre Botschaften meistens digital in Blogs oder Podcasts.

In Deutschland besonders empfehlenswert ist dazu dieser Blog:
www.herzsuchtfluss.de

Hier schreibt Vlada Mättig über alle Facetten der Sucht und zeigt einen Weg in ein nüchternes und freies Leben.

In der Rauschlos.Glücklich-Gemeinschaft tauschen sich Gleichgesinnte aus. Hier gibt es Artikel, Stories – und live u.a. den Sober Saturday, bei dem ein interaktiver Austausch stattfindet. Des Weiteren gibt es hier auch einen Podcast und Inhalte auf Instagram. Reinschauen lohnt sich!

3.2.5.3 Fragen an Vlada und Katharina – me sober!

Vlada und Katharina von *me sober!* waren so freundlich mir die folgenden Fragen rund um das Thema sober curious zu beantworten.

Was bedeutet für euch sober curious?
Das Interesse daran, den nüchternen Lebensstil für sich selbst einmal auszuprobieren und zu entdecken, ohne einem Stigma ausgesetzt zu sein. Die Sober Curious Bewegung sehen wir ganz klar auch als eine Lifestyle Bewegung, die sich an den gesunden und achtsamen Lebensstil anlehnt und diesen um eine essenzielle Komponente ergänzt.

Was ist der Unterschied von sober curious in Deutschland und USA?

Zunächst einmal möchten wir gerne klären, dass es für uns einen Unterschied zwischen „Sober" und „Sober Curious" gibt.

Sober Curious bedeutet für uns, dass man sich für einen alkoholfreien bzw. alkoholreduzierten Lebensstil interessiert, ohne, dass man sich gänzlich und für immer dazu entschließt, auf Alkohol zu verzichten. Mindful Drinking gehört für uns dementsprechend auch irgendwie in die Kategorie „Sober Curious".

„Sober" bedeutet für uns wiederum, dass man gänzlich auf Alkohol verzichten möchte und somit nüchtern lebt. Einen Unterschied im amerikanischen und deutschen Raum gibt es unserer Meinung nach zu den Begrifflichkeit nicht, jedoch ist die Sober Curious / Sobriety - Bewegung in Deutschland sehr, sehr neu und steckt quasi noch in den Kinderschuhen. Dementsprechend ist noch viel „Aufklärungsarbeit" zu leisten, um mit veralteten Ansichten und Stigmata aufzuräumen.

Was ist euer wichtigster Tipp für all jene, die aufhören möchten?

„Start before you're ready" – Fang an, bevor du dich bereit fühlst, denn du wirst dich niemals 1000% bereit fühlen, wenn du dich nicht auf dein Leben und deine Nüchternheit einlässt.

Was ist das Schönste an der Abstinenz?

Die Freiheit, das eigene Leben wertzuschätzen und alles ganz klar zu erleben. Natürlich beinhaltet das nüchterne Leben auch Höhen und Tiefen, aber diese sind nüchtern viel besser zu erleben, als mit Alkohol im Blut.

Was hat dich am nüchternen Leben am meisten überrascht?

Vlada: Dass es irgendwann einfach wird und dass ich mich nochmal von einer ganz neuen Seite kennenlernen konnte. Die Identität meines trinkenden Ichs war fast gänzlich mit Alkohol verwoben, durch meine Nüchternheit durfte ich erfahren, wer ich im Kern eigentlich bin bzw. sein möchte.

Katharina: Dass ich Alkohol nicht brauche, um dazuzugehören, gemocht zu werden, lustiger zu sein oder ein spannenderes Leben zuführen. Auch ist mir aufgefallen seitdem ich nüchtern lebe, wie omnipräsent der Alkohol in Deutschland ist, wie unbewusst hierzulande Alkohol konsumiert wird und wie stark man auffällt, wenn man nicht mehr trinkt. Als trinkendes Ich, war mir dies gar nicht bewusst.

Meine Liste empfehlenswerter deutschsprachiger Blogs

https://oamn.jetzt/
Nathalie mit wöchentlichen Beiträgen zur Abstinenz

https://www.herzsuchtfluss.de/
Vladas Gedanken über Unabhängigkeit und Rauschfreiheit

https://mesober.com/
Katharina und Vlada übers Nüchternsein und Bock auf Leben

https://datesohnedrinks.com/
Mia schreibt über Nüchternsein: Dates, Sex und Liebe

http://richtignice.com/
Mika über alle Facetten eines alkoholfreien Lebens – witzig und cool!

https://www.philosofie.de/blog/
Marie über Abstinenz und Persönlichkeitsentwicklung

3.3 Offene Fragen, Insights – und ein Gedicht!

3.3.1 Offene Fragen zum Alkohol

Hier am Ende beantworte ich noch offene Fragen und schreibe meine Gedanken zu verschiedenen Themen auf.

Trinkst du wirklich nie wieder?
Ja, ich bin mir sehr sicher, nie wieder Alkohol zu trinken.

Du! – Nüchtern?
Wenn du mich persönlich kennst und es noch nicht wusstest – ja! Ich habe immer viel Alkohol getrunken, und jetzt bin ich endlich nüchtern.

Warum bist du nüchtern geworden?
Ich habe gemerkt, dass Alkohol eine immer größere Rolle in meinem Leben gespielt hat und mir nicht guttat. Ich hatte ein großes Alkoholproblem. Das Problem war so groß geworden, dass ich nicht mehr kontrollieren konnte, wie viel ich trank. Und ich konnte einfach nicht auf Alkohol verzichten, obwohl ich das immer wieder wollte.

Hast du ein Problem mit Alkohol?
Ja, ich habe ein Problem mit Alkohol. Ich habe einige Probleme, manche auch ohne Alkohol, aber die Chancen, dass ich die auch noch in den Griff kriege, steigen mit meiner Abstinenz.

Du hattest doch gar kein echtes Problem mit Alkohol! Du bist doch kein echter Alki?
Doch, meiner Meinung nach hatte ich ein echtes Alkoholproblem – aber als Alki möchte ich trotzdem nicht bezeichnet werden. Nach den objektiven Kriterien, die für eine Sucht sprechen, hatte ich ein Problem. Ich hatte allerdings das Glück, rechtzeitig aufzuhören, bevor es noch schlimmer geworden wäre und ich massive Folgeschäden vom Trinken gehabt hätte.

Wenn du ein Alkoholproblem hast, dann hätte ich das auch! Was sagst du dazu?

Interessanter Gedanke! Hierauf möchte ich mit einem Filmzitat antworten: „That's a Bingo!" – Inglourious Basterds

Ich trinke Alkohol und komme damit klar! Was sagst du dazu?

Na Glückwunsch, das ist doch super! Du darfst so viel trinken, wie du möchtest. Bevor ich es selber erkannte, hätte ich nie im Leben auf jemand anderen gehört. Jeder ist frei, für sich zu entscheiden. Vielleicht ändert sich deine Meinung ja irgendwann?

Stört es dich, wenn ich in deiner Nähe Alkohol trinke?

Nein, dass ich nüchtern bleibe ist meine und nicht deine persönliche Entscheidung. Du darfst so viel trinken, wie du möchtest – es stört mich nicht, ich komme klar damit. Mein Interesse ist nur, dass wir eine gute Zeit miteinander verbringen.

Aber Alkohol in Maßen ist doch auch gesund?

Nein, Alkohol ist nicht gesund – auch nicht zur Verdauung.

Möchtest du Alkohol verbieten?

Nein! Ein Alkoholverbot zu fordern, wäre anmaßend und unrealistisch. Dafür ist der Alkoholkonsum in unserer Gesellschaft viel zu tief verankert. Allerdings bin ich sehr dafür, die Verfügbarkeit von Alkohol stark einzuschränken. Ein Mittel dazu wäre eine Steigerung des Preises, wie es z.B. auch schon bei sogenannten Alco-Pops praktiziert wurde. Und ich bin für den Stopp des freien Verkaufs, z.B. in Supermärkten. Warum müssen Tankstellen sonntags Alkohol verkaufen dürfen?

Es braucht eine Diskussion und ein Überdenken der Rolle, die der Alkohol in unserer Gesellschaft spielt. Besonders Jugendliche brauchen frühzeitig Aufklärung, welche Alternativen es zu Alkohol gibt, um sich gut zu fühlen.

Aber Alkohol ist doch wichtig für die Volkswirtschaft?

Ich kenne in meiner Heimatstadt Menschen, die für die hiesige Brauerei arbeiten. Das sind alles freundliche Leute, die ich schätze und mag. Ich weiß auch, dass die Brauerei viele wohltätige Projekte unterstützt und auch den Breitensport sponsert. Zudem generiert die Brauerei mittlerweile einen nicht unbeträchtlichen Anteil der Einnahmen durch nichtalkoholische Getränke.

Darüber hinaus sehe ich aber auch: Alkoholkonsum kostet Menschen ihre Gesundheit. Die Verantwortung dafür nur dem Konsumenten zuzuschieben, finde ich zu einfach. Alkohol ist eine Droge und ein Suchtmittel.

Ich bin der festen Überzeugung, dass Alkoholkonsum für unsere Gesellschaft indirekt mehr Kosten als Erträge verursacht. Würde jeder von uns maximal die empfohlene risikoarme Menge trinken, dann würden die Brauereien damit auch keine Milliarden verdienen können. Alkohol ist ein Suchtmittel und es wird Geld damit verdient – das finde ich persönlich unredlich.

Wie sinnvoll ist alkoholfreies Bier?

Eine der häufigsten Diskussionen, die mir begegnet ist, dreht sich um die Frage, wie sinnvoll die alkoholfreien Varianten von Bier, Wein, Sekt, Gin etc. sind. Tatsächlich gibt es gute Gründe, die gegen den Konsum von alkoholfreien Varianten alkoholischer Getränke sprechen:

1 I In alkoholfreien Varianten ist meistens ein geringer Alkoholanteil enthalten. Der Konsum auch sehr geringer Mengen Alkohols kann zu Unachtsamkeit und einer falschen Sicherheit führen: „Wenn mir das bisschen nichts ausmacht, kann ich auch wieder versuchen, etwas mehr zu trinken."

2 I Der Geschmack von alkoholfreien Bier löst häufig ein starkes Verlangen nach dem „richtigen Stoff" aus, weil im Gehirn das Belohnungssystem und die alten Programme aktiviert werden: Sinneseindrücke wie Geschmack, Geruch, Geräusche oder Aussehen lösen als Schlüsselreize das Verlangen nach dem richtigen Alkohol aus. Das Ausbleiben des Alkohols kann dann zu Übersprunghandlungen führen und zu einem zusätzlichen Verlangen nach Alkohol.

3 | Der Wunsch nach einer alkoholfreien Variante kann auch als Versteckspiel verstanden werden in dem Sinne, dass kein absolutes Bekenntnis zur Abstinenz erfolgt. Die Frage muss zumindest gestattet sein, ob die alkoholfreie Variante eventuell eine Hintertür zum „richtigen" Bier bietet.

Vorsicht bei alkoholfreien Varianten des Lieblingsgetränkes! Wer vorher Bier trank, sollte kein alkoholfreies Bier trinken; wer vorher Wein trank, sollte keinen alkoholfreien Wein trinken. Ich trinke beides nicht. Bei Malzbier sehe ich es allerdings etwas anders. Vitamalz wirbt mit 0,00 % Alkohol und ich persönlich verbinde Vitamalz mit Erinnerungen aus meiner Kindheit: an heiße Sommertage und eine kühle Erfrischung nach dem Radfahren. Es triggert mich also zu 0,00 Prozent. Für mich ist es kein Bierersatz und fällt aus der Kategorie ganz raus – das mögen andere aber auch anders sehen.

Alkoholfreies Bier gibt es auch mit 0 % Alkohol. Neben den genannten Gründen schreckt mich aber vor allem auch der Geschmack ab: „Kastriertes" Bier schmeckt für mich ausnahmslos nach Katzenpipi. Wer gerne alkoholfreie Varianten trinkt und damit klarkommt, möge dies tun – ich habe da allerdings meine Bauchschmerzen. Sei bitte achtsam und vorsichtig dabei!

Was ist dein Tipp, wenn ich nicht mehr trinken möchte?

Wenn du bereits körperlich abhängig bist, gehe unbedingt zum Arzt. Ansonsten: Höre auf, Alkohol zu trinken – am besten noch heute!

Wo kann ich mich hinwenden, wenn ich Hilfe brauche?

Klassische Ansprechpartner:

Ein sehr guter Anlaufpunkt ist der Hausarzt.

Die Bundeszentrale für gesundheitliche Aufklärung bietet unmittelbare Hilfe und Beratung. Telefon: 0221/892031

Regional und überregional gibt es organisierte Selbsthilfegruppen wie z.B. die Guttempler, das Blaue Kreuz, die Anonymen Alkoholiker usw.

Moderne Ansprechpartner und hilfreiche Seiten im Netz sind:

www.oamn.jetzt von Nathalie Stüben
www.mesober.com von Katharina und Vlada

3.3.2 Endlich nüchtern!

1 | „Entspanne und fühl dich gut.
Mache dich frei, vergiss die Wut.
Lebe jetzt und nicht erst morgen.
Vergiss Einsamkeit und all die Sorgen.
Nüchtern schüchtern? – Trink dir Mut.
Erst nach der Ebbe kommt die Flut."

2 | Trinken und Reihern. Kotzen und Feiern.
Mein Blick ist trübe wie in Schleiern.
Es ist so schön, ich halt's nicht aus!
Jeder Schluck 'ne Niederlage, ich will hier raus!
Drink für Drink vergeht auch dieses Jahr.
Wann werde ich endlich wieder klar?

3 | Sag, bist du Freund mir oder Feind?
„Ich bin der Geist, der stets verneint.
Halt dich, mit unsichtbaren Ketten,
fest und kalt – bist nicht mehr zu retten."
Dann wie ein Flüstern: „Nüchtern wirst du nie!"
„Kann ich je frei sein? Hilfe!" – Da kommt sie.

4 | Wir wandern durch den Nebel zum Licht.
Weise, mit Liebe, Mut und Zuversicht.
Und ein Mensch sieht den anderen.
Nein, Hesse, niemand ist je allein.
Ich bin FREI und spüre keine Qual!
Endlich nüchtern treff' ich meine Wahl.

5 | Zu neuen Höhen laufe ich immer weiter.
Das Leben ist nicht einfach, aber leichter.
Was sind auf dem Weg so viele Beine?
Ach, wie schön – ich geh ihn nicht alleine.
Heiter immer weiter in die Welt ich lauf.
Endlich nüchtern hält mich nichts mehr auf!

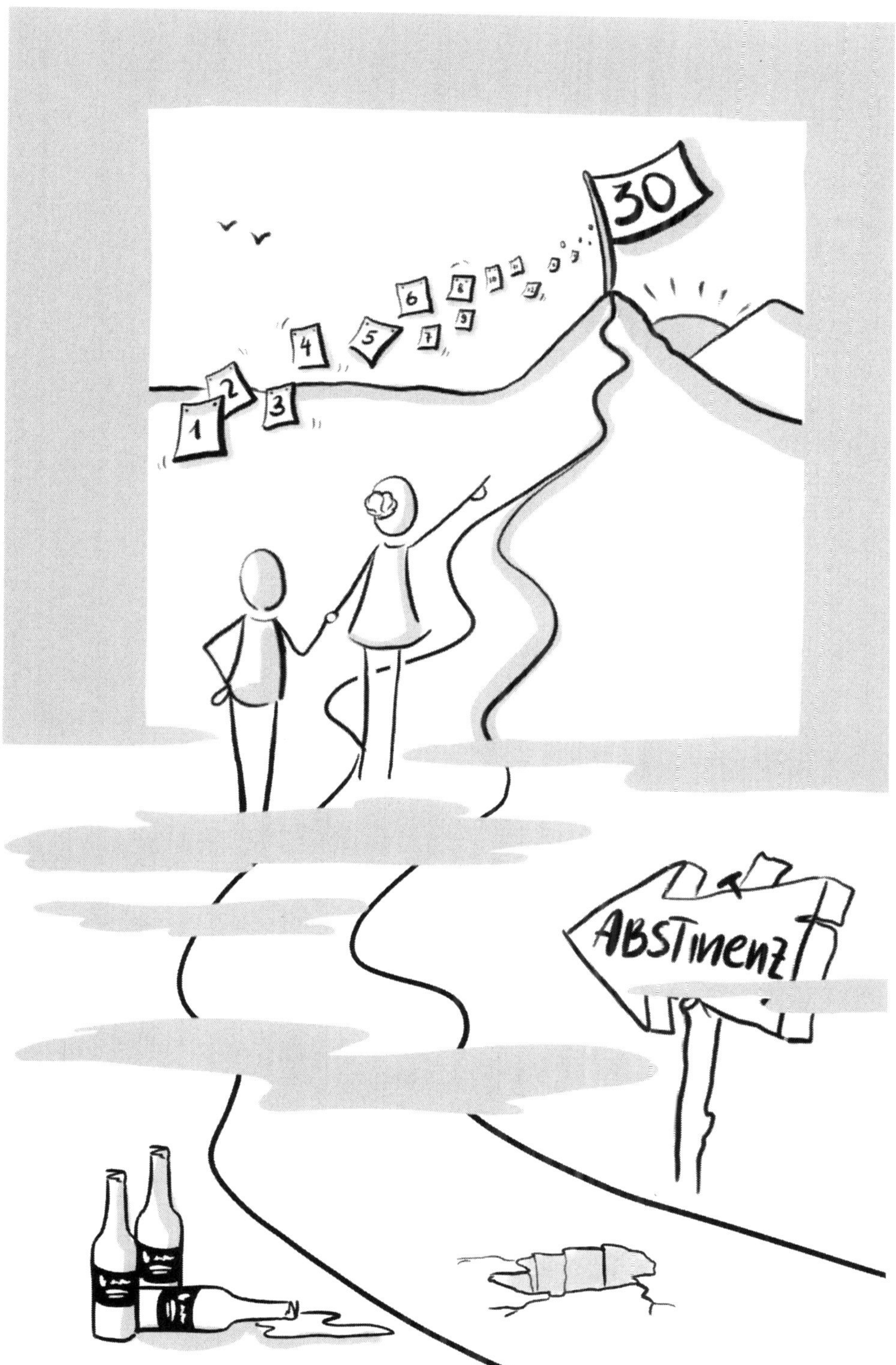
30
1
2
3
4
5
6
7
ABSTINENZ

Insights zum Buch

Warum hast Du das Buch geschrieben?

Das Schreiben half mir, zu reflektieren und mich mit meiner Trinkvergangenheit auseinanderzusetzen. Ich sehe das Schreiben auch als einen Weg, mich von der Scham zu befreien, die ich so lange beim Trinken von Alkohol fühlte.

Ich hoffe meine Erfahrungen ermutigen und helfen Anderen, ebenfalls einen Weg in ihre Abstinenz zu finden. Dieser Weg kann so befreiend und kraftspendend sein. Ich wurde von vielen, die meine Texte zum Alkohol kennen, ermutigt, diese zu veröffentlichen.

Was mir freilich vorher keiner sagte ist, wieviel Arbeit das mit einem Buch dann wirklich ist. Das Schreiben bereitete aber Freude und ist eine Herzensangelegenheit für mich. Ich danke allen, die an mich geglaubt und mich unterstützt haben.

Wie hast Du das Buch geschrieben?

Das Buch beinhaltet gesammelte Werke aus meiner Zeit, als ich nüchtern wurde. Hinzu kommen neue Texte, die ich für die Veröffentlichung geschrieben habe.

Für einzelne Teile (Lektorat/Illustrationen/Räschtschreibung) habe ich mir externe Hilfe gesucht und diese auch gefunden.

Wo kommen die Fakten und Infos zum Alkohol her?

Auch wenn dies kein wissenschaftliches Buch ist, habe ich alle genannten Fakten und Informationen nach bestem Wissen und Gewissen recherchiert und gecheckt.

Das Geschilderte sind alles meine authentischen Erfahrungen. Wenn ich von Dritten schreibe, habe ich deren Namen und Identitäten nicht genannt oder verändert. Die Erfahrungen mit den Buchfiguren basieren auf meinen realen Erlebnissen, es sind aber per se fiktionale Figuren.

Erinnerungen & Danke!

Meine Reise in Bildern beginnt in der Jugend. Hier trug ich noch Locken auf dem Kopf – nicht nur das sollte sich im Laufe der Jahre ändern.

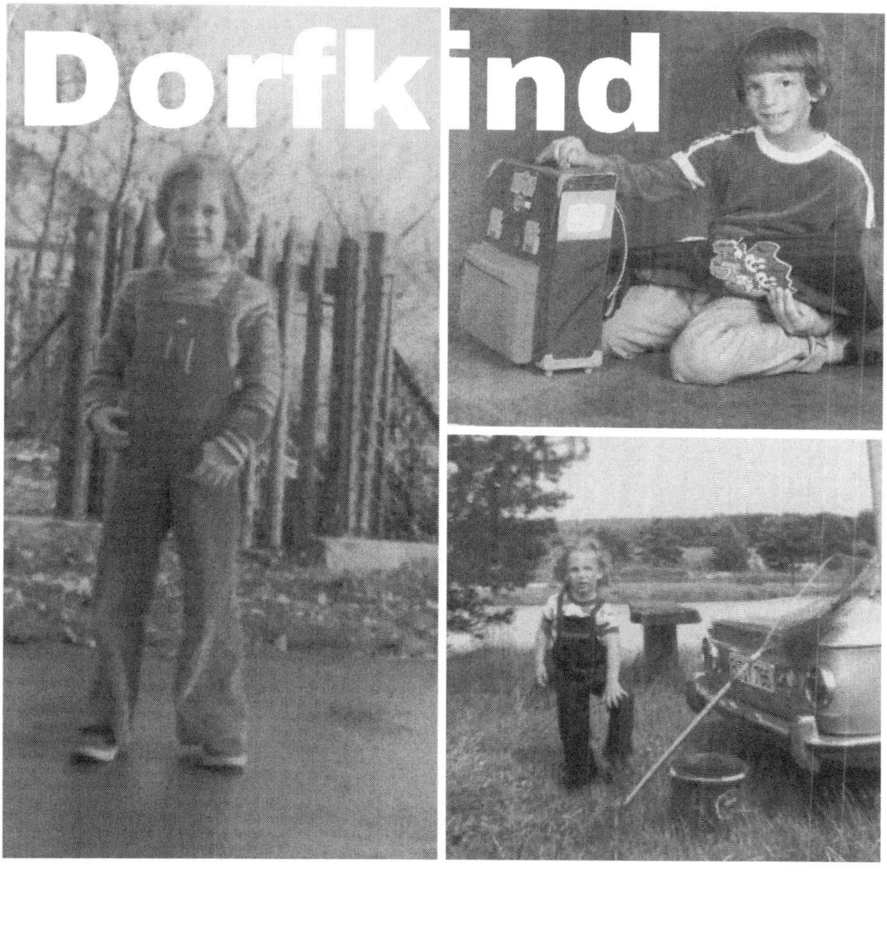

Auf den nächsten Bildern ist der Alkohol schon mit dabei, nur auf dem ersten Bild war ich tatsächlich nüchtern.

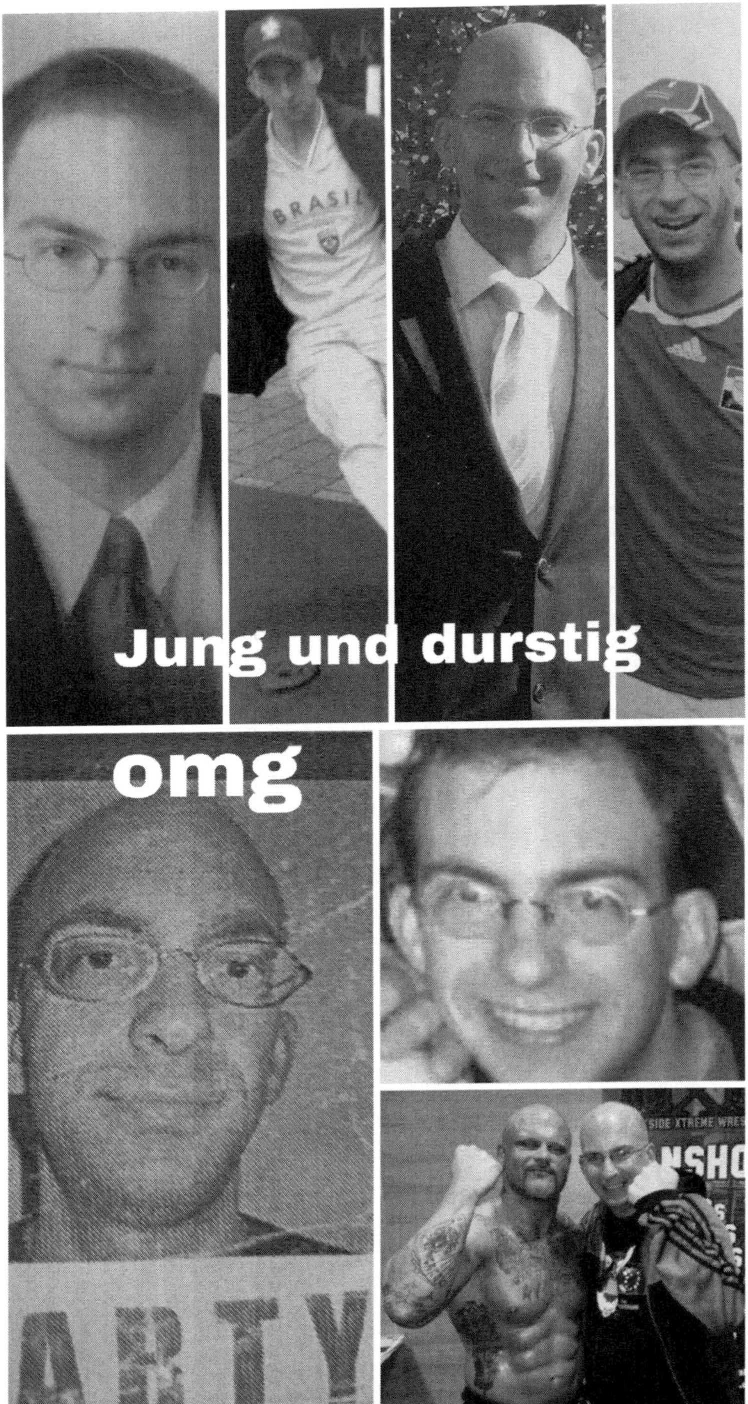
BRASIL
Jung und durstig
omg
ARTY

Dies änderte sich später dann doch wieder. Mein Day of Sobriety ist der 04.10. und ich liebe es, so nüchtern zu sein wie auf dem folgenden Bild:

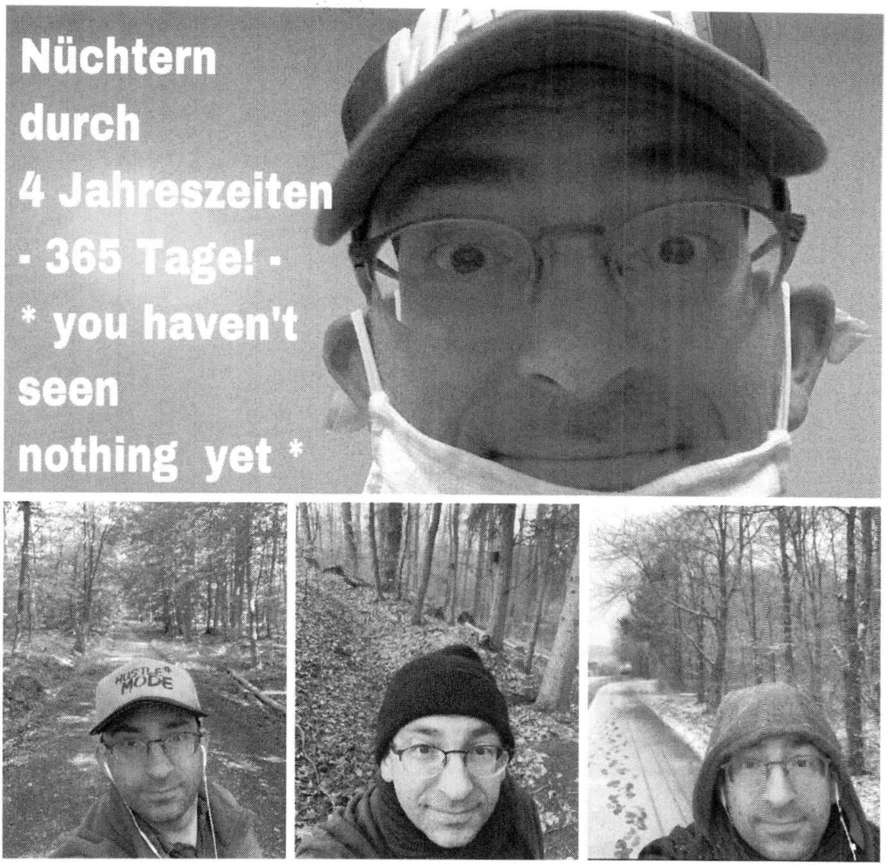
Nüchtern
durch
4 Jahreszeiten
- 365 Tage! -
* you haven't
seen
nothing yet *

Und das war erst der Anfang. Es war eine lange Reise, die damit erst begonnen hat – nüchtern und frei! Mein Lieblingsfoto kommt jetzt noch – und ein Bild sagt mehr ...

... als tausend Worte:

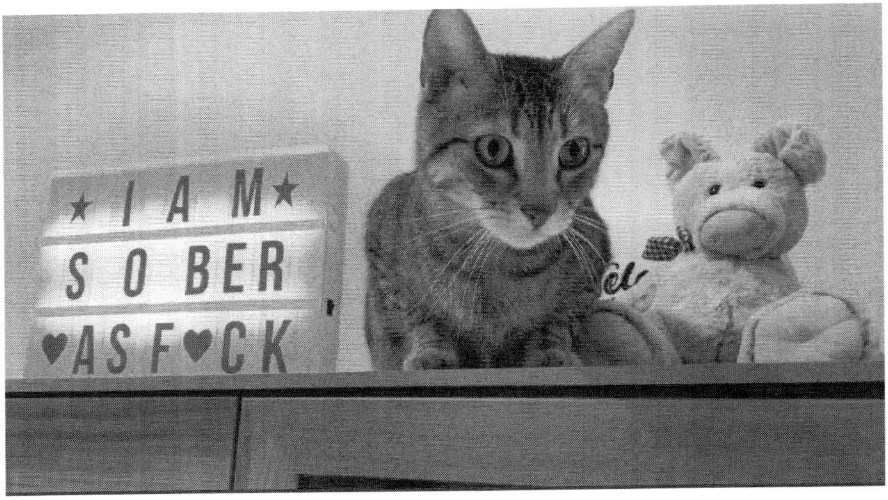

Für die Unterstützung bei der Realisierung dieses Buchprojektes danke ich Silke, Diana, Nathalie, Marie, Katharina & Vlada, Jack, Peter und Herrn Siegel.

Vielen herzlichen Dank!

Marco Gerten im September 2020

Epilog

Seit einem Jahr bin ich nüchtern.

Ich trinke gerne Wasser und bin überrascht, wie normal das für mich geworden ist. Anfangs habe ich jeden Baum im Wald fotografiert, so überwältigt war ich von der Schönheit der Natur. Mittlerweile hat sich diese Euphorie etwas gelegt, aber noch immer genieße ich die Ruhe und die Natur sehr.

Tomate und der Schwede prosten mir bei WhatsApp immer noch mit Bierhumpen zu; wir haben alle kein Problem damit. Tim hat mir neulich sogar ein Gedicht geschickt – das war etwas anders als meines hier im Buch: Es ging um Whiskey, masturbierende Affen und Piratenlieder ...

Ach – vor Kurzem bin ich in der Stadt zufällig Olli begegnet, als ich gerade vor der Eisdiele stand. Olli trug wie immer seinen Minipli und rauchte eine Zigarette. Gerne hätte ich ihm von meinem Nüchternsein erzählt oder über alte Zeiten geredet – aber wir hatten uns wirklich nichts mehr zu sagen. Alles hat seine Zeit.

10 Jahre nach Happys Hochzeit hat Bayern München in der Champions League wieder das Finale erreicht – und diesmal sogar gewonnen. Ich sah das Spiel nüchtern, ganz stressfrei – und gewissermaßen habe ich damit ebenfalls gewonnen.

Außerdem werde ich im Oktober 2020 sogar bei Nathalie im Podcast sein – das ist wunderbar!

Endlich spüre ich wieder Ruhe in mir und Frieden. Ich bin angekommen: endlich nüchtern!

Dafür bin ich unendlich dankbar.

Leseprobe

23

SELBST-ENTFREMDUNG

Man isoliert sich zunehmend von sich selbst. Auch wenn sich dieser Grund etwas mit den angesprochenen Depressionen oder dem miesen Ratgeber überschneidet, finde ich es wichtig, einzeln ein paar Worte dazu loszuwerden. Wer regelmäßig säuft, verliert nämlich nicht nur den Anschluss an sein soziales Umfeld, indem sie/er sich mehr und mehr abkapselt, sondern gleichzeitig den Zugang zu sich selbst. Das kann ganz unbemerkt, mitten unter anderen Menschen passieren. Besonders aber, wenn man es eher anderen als sich selbst recht machen möchte.
Durch Flucht aus dem Alltag und vor seinen eigenen Schatten, kann man sehr leicht in eine Spirale gelangen, aus der man ohne Hilfe leider nur schwer wieder einen Ausweg findet.

SCAN MICH

Printed in Poland
by Amazon Fulfillment
Poland Sp. z o.o., Wrocław

69622703R00116